# 抗てんかん薬TDM
## 標準化ガイドライン

### 2018

一般社団法人 日本TDM学会 編

金原出版株式会社

## はじめに

　抗てんかん薬は，1857年の臭化カリウム投与にはじまり，現在では飛躍的に種類が増加し，約20薬剤が使用されている。特に，1990年代以降に新規抗てんかん薬として約10種類が承認されており，それに伴い個別化医療の選択肢が拡大したと同時に薬物相互作用にも一段と注意する必要が生じている。

　抗てんかん薬の効果および副作用発現には個人差が大きく，日常臨床での薬物治療モニタリング（therapeutic drug monitoring；TDM）は，各患者の治療計画を最適化するうえで欠かせない。TDMは通常，タンパク結合形と遊離形を合わせた薬物の総濃度を測定しているが，抗てんかん薬のなかには薬理作用と直結する遊離形濃度が重要な役割を果たす場合がある。さらに，肝機能，腎機能，年齢，薬物相互作用等の影響を受けうる。抗てんかん薬による治療を成功させるためには，各種抗てんかん薬の薬物動態に基づいたTDMを適切に実施することがきわめて重要である。そこで，日本TDM学会は抗てんかん薬TDMの「標準化」を目的として2013年に初版のガイドライン（web版）を発表した。

　この度，初版には含めなかった新規抗てんかん薬を加え，現時点におけるエビデンスとコンセンサスをまとめた改訂版『抗てんかん薬TDM標準化ガイドライン2018』を発刊するに至った。本書は，TDMを実施するにあたり最低限知っておくべき知識と実地臨床における標準的な考え方をまとめたものである。抗てんかん薬TDMの必要性，採血のタイミング，TDM実施の頻度，目標血中濃度などについて「標準化」をめざすことを目的としている。一方で，TDMを主要評価項目としたランダム化比較試験（RCT）はほとんどなく，多くがコホート研究やケースシリーズ研究などの観察研究であり，エビデンスレベルの高い論文は多くない。それゆえ，本ガイドラインの内容はエビデンスを基本としつつ，エビデンスが不足する場合は専門家である策定委員の合意（コンセンサス）に基づいて推奨度を設定した。

　てんかんの治療は新規抗てんかん薬が加わることで薬剤の組み合わせや治療方法が時代とともに変遷することが予想される。日本TDM学会は今後も継続的に検討を続け，且つ皆様からのご意見を頂戴しつつ，定期的に改訂を進める予定である。本ガイドラインがてんかん治療に関わるすべての施設，すべての医療従事者の抗てんかん薬TDMに役立ち，よってんかん治療の向上に貢献できることを期待する。

2018年10月

　　　　　　　　　　　一般社団法人日本TDM学会
　　　　　　　　　　　　理事・TDMガイドライン策定委員長　　　　谷川原祐介
　　　　　　　　　　　　抗てんかん薬TDM標準化ガイドライン策定委員長　千堂　年昭

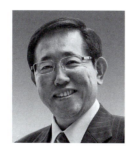
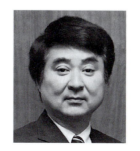

# 日本 TDM 学会
# 抗てんかん薬 TDM 標準化ガイドライン策定委員会

| | | |
|---|---|---|
| 理　事 | 谷川原祐介 | 慶應義塾大学医学部臨床薬剤学教室 |
| 委員長 | 千堂　年昭 | 岡山大学病院薬剤部 |
| 委　員 | 今村　知世 | 慶應義塾大学医学部臨床薬剤学教室 |
| | 河崎　陽一 | 岡山大学病院薬剤部 |
| | 末丸　克矢 | 就実大学薬学部公衆衛生学分野 |
| | 村木　優一 | 京都薬科大学臨床薬剤疫学分野 |
| | 矢野　育子 | 神戸大学医学部附属病院薬剤部 |

## 執筆協力者

| | | |
|---|---|---|
| | 上島　　智 | 立命館大学薬学部 |
| | 田中　亮裕 | 愛媛大学医学部附属病院薬剤部 |
| | 林　　雅彦 | 鈴鹿医療科学大学薬学部 |

## 外部評価委員（日本小児神経学会）

| | | |
|---|---|---|
| | 小林　勝弘 | 岡山大学大学院医歯薬学総合研究科発達神経病態学，小児神経科 |

（五十音順）

# 目 次

## I. 序 論

1. 本ガイドラインの構成，推奨度 …… 2
2. 利益相反 …… 2
3. 利用上の注意 …… 2
4. 抗てんかん薬とTDM …… 2

## II. Executive Summary

1. フェニトイン …… 8
2. フェノバルビタール …… 10
3. カルバマゼピン …… 12
4. バルプロ酸 …… 14
5. ゾニサミド …… 16
6. クロバザム …… 18
7. クロナゼパム …… 20
8. ラモトリギン …… 22
9. ガバペンチン …… 24
10. レベチラセタム …… 26
11. トピラマート …… 28

## III. Clinical Questions

### 1. フェニトイン

CQ 1-1　定常状態でのトラフ濃度のTDMは推奨されるか。 …… 32
CQ 1-2　推奨される目標血中濃度はどれくらいか。 …… 32
CQ 1-3　推奨される測定法は何か。 …… 33

CQ 1-4　　代謝物のTDMは推奨されるか。……………………………………………… 34
CQ 1-5　　効果不十分もしくは副作用発現時のTDMは推奨されるか。……………… 34
CQ 1-6　　薬物相互作用を考慮したTDMは推奨されるか。…………………………… 35
CQ 1-7　　肝機能障害患者ではTDMが推奨されるか。………………………………… 35
CQ 1-8　　腎機能障害患者ではTDMが推奨されるか。………………………………… 36
CQ 1-9　　透析患者ではTDMが推奨されるか。………………………………………… 37
CQ 1-10　 妊婦ではTDMが推奨されるか。……………………………………………… 37
CQ 1-11　 血中濃度値の背景因子として代謝酵素やトランスポーターをコードする
　　　　　遺伝子検査は推奨されるか。………………………………………………… 38
CQ 1-12　 ホスフェニトインのTDMは推奨されるか。………………………………… 39

## 2. フェノバルビタール

CQ 2-1　　定常状態でのトラフ濃度のTDMは推奨されるか。………………………… 40
CQ 2-2　　推奨される目標血中濃度はどれくらいか。………………………………… 40
CQ 2-3　　推奨される測定法は何か。…………………………………………………… 42
CQ 2-4　　代謝物のTDMは推奨されるか。……………………………………………… 43
CQ 2-5　　効果不十分もしくは副作用発現時のTDMは推奨されるか。……………… 44
CQ 2-6　　薬物相互作用を考慮したTDMは推奨されるか。…………………………… 44
CQ 2-7　　肝機能障害患者ではTDMが推奨されるか。………………………………… 45
CQ 2-8　　腎機能障害患者ではTDMが推奨されるか。………………………………… 45
CQ 2-9　　透析患者ではTDMが推奨されるか。………………………………………… 46
CQ 2-10　 妊婦ではTDMが推奨されるか。……………………………………………… 47
CQ 2-11　 血中濃度値の背景因子として代謝酵素やトランスポーターをコードする
　　　　　遺伝子検査は推奨されるか。………………………………………………… 47

## 3. カルバマゼピン

CQ 3-1　　定常状態でのトラフ濃度のTDMは推奨されるか。………………………… 49
CQ 3-2　　推奨される目標血中濃度はどれくらいか。………………………………… 49
CQ 3-3　　推奨される測定法は何か。…………………………………………………… 50
CQ 3-4　　代謝物のTDMは推奨されるか。……………………………………………… 50
CQ 3-5　　効果不十分もしくは副作用発現時のTDMは推奨されるか。……………… 52
CQ 3-6　　薬物相互作用を考慮したTDMは推奨されるか。…………………………… 52

| | | |
|---|---|---|
| CQ 3-7 | 肝機能障害患者ではTDMが推奨されるか。 | 53 |
| CQ 3-8 | 腎機能障害患者ではTDMが推奨されるか。 | 53 |
| CQ 3-9 | 透析患者ではTDMが推奨されるか。 | 54 |
| CQ 3-10 | 妊婦ではTDMが推奨されるか。 | 54 |
| CQ 3-11 | 血中濃度値の背景因子として代謝酵素やトランスポーターをコードする遺伝子検査は推奨されるか。 | 55 |

## 4. バルプロ酸

| | | |
|---|---|---|
| CQ 4-1 | 定常状態でのトラフ濃度のTDMは推奨されるか。 | 57 |
| CQ 4-2 | 推奨される目標血中濃度はどれくらいか。 | 57 |
| CQ 4-3 | 推奨される測定法は何か。 | 58 |
| CQ 4-4 | 代謝物のTDMは推奨されるか。 | 59 |
| CQ 4-5 | 効果不十分もしくは副作用発現時のTDMは推奨されるか。 | 60 |
| CQ 4-6 | 薬物相互作用を考慮したTDMは推奨されるか。 | 60 |
| CQ 4-7 | 肝機能障害患者ではTDMが推奨されるか。 | 61 |
| CQ 4-8 | 腎機能障害患者ではTDMが推奨されるか。 | 61 |
| CQ 4-9 | 透析患者ではTDMが推奨されるか。 | 62 |
| CQ 4-10 | 妊婦ではTDMが推奨されるか。 | 62 |
| CQ 4-11 | 血中濃度値の背景因子として代謝酵素やトランスポーターをコードする遺伝子検査は推奨されるか。 | 63 |

## 5. ゾニサミド

| | | |
|---|---|---|
| CQ 5-1 | 定常状態でのトラフ濃度のTDMは推奨されるか。 | 65 |
| CQ 5-2 | 推奨される目標血中濃度はどれくらいか。 | 65 |
| CQ 5-3 | 推奨される測定法は何か。 | 66 |
| CQ 5-4 | 代謝物のTDMは推奨されるか。 | 67 |
| CQ 5-5 | 効果不十分もしくは副作用発現時のTDMは推奨されるか。 | 67 |
| CQ 5-6 | 薬物相互作用を考慮したTDMは推奨されるか。 | 68 |
| CQ 5-7 | 肝機能障害患者ではTDMが推奨されるか。 | 69 |
| CQ 5-8 | 腎機能障害患者ではTDMが推奨されるか。 | 69 |
| CQ 5-9 | 透析患者ではTDMが推奨されるか。 | 70 |
| CQ 5-10 | 妊婦ではTDMが推奨されるか。 | 70 |

| | | |
|---|---|---|
| CQ 5-11 | 血中濃度値の背景因子として代謝酵素やトランスポーターをコードする遺伝子検査は推奨されるか。 | 71 |

## 6. クロバザム

| | | |
|---|---|---|
| CQ 6-1 | 定常状態でのトラフ濃度のTDMは推奨されるか。 | 72 |
| CQ 6-2 | 推奨される目標血中濃度はどれくらいか。 | 72 |
| CQ 6-3 | 推奨される測定法は何か。 | 73 |
| CQ 6-4 | 代謝物のTDMは推奨されるか。 | 73 |
| CQ 6-5 | 効果不十分もしくは副作用発現時のTDMは推奨されるか。 | 74 |
| CQ 6-6 | 薬物相互作用を考慮したTDMは推奨されるか。 | 75 |
| CQ 6-7 | 肝機能障害患者ではTDMが推奨されるか。 | 76 |
| CQ 6-8 | 腎機能障害患者ではTDMが推奨されるか。 | 76 |
| CQ 6-9 | 透析患者ではTDMが推奨されるか。 | 77 |
| CQ 6-10 | 妊婦ではTDMが推奨されるか。 | 77 |
| CQ 6-11 | 血中濃度値の背景因子として代謝酵素やトランスポーターをコードする遺伝子検査は推奨されるか。 | 78 |

## 7. クロナゼパム

| | | |
|---|---|---|
| CQ 7-1 | 定常状態でのトラフ濃度のTDMは推奨されるか。 | 80 |
| CQ 7-2 | 推奨される目標血中濃度はどれくらいか。 | 80 |
| CQ 7-3 | 推奨される測定法は何か。 | 81 |
| CQ 7-4 | 代謝物のTDMは推奨されるか。 | 81 |
| CQ 7-5 | 効果不十分もしくは副作用発現時のTDMは推奨されるか。 | 81 |
| CQ 7-6 | 薬物相互作用を考慮したTDMは推奨されるか。 | 82 |
| CQ 7-7 | 肝機能障害患者ではTDMが推奨されるか。 | 82 |
| CQ 7-8 | 腎機能障害患者ではTDMが推奨されるか。 | 83 |
| CQ 7-9 | 透析患者ではTDMが推奨されるか。 | 83 |
| CQ 7-10 | 妊婦ではTDMが推奨されるか。 | 83 |
| CQ 7-11 | 血中濃度値の背景因子として代謝酵素やトランスポーターをコードする遺伝子検査は推奨されるか。 | 84 |

## 8. ラモトリギン

| | | |
|---|---|---|
| CQ 8-1 | 定常状態でのトラフ濃度のTDMは推奨されるか。 | 85 |

| CQ 8-2 | 推奨される目標血中濃度はどれくらいか。 | 85 |
| CQ 8-3 | 推奨される測定法は何か。 | 86 |
| CQ 8-4 | 代謝物のTDMは推奨されるか。 | 86 |
| CQ 8-5 | 効果不十分もしくは副作用発現時のTDMは推奨されるか。 | 86 |
| CQ 8-6 | 薬物相互作用を考慮したTDMは推奨されるか。 | 87 |
| CQ 8-7 | 肝機能障害患者ではTDMが推奨されるか。 | 88 |
| CQ 8-8 | 腎機能障害患者ではTDMが推奨されるか。 | 88 |
| CQ 8-9 | 透析患者ではTDMが推奨されるか。 | 88 |
| CQ 8-10 | 妊婦ではTDMが推奨されるか。 | 89 |
| CQ 8-11 | 血中濃度値の背景因子として代謝酵素やトランスポーターをコードする遺伝子検査は推奨されるか。 | 89 |

## 9. ガバペンチン

| CQ 9-1 | 定常状態でのトラフ濃度のTDMは推奨されるか。 | 91 |
| CQ 9-2 | 推奨される目標血中濃度はどれくらいか。 | 91 |
| CQ 9-3 | 推奨される測定法は何か。 | 92 |
| CQ 9-4 | 代謝物のTDMは推奨されるか。 | 92 |
| CQ 9-5 | 効果不十分もしくは副作用発現時のTDMは推奨されるか。 | 92 |
| CQ 9-6 | 薬物相互作用を考慮したTDMは推奨されるか。 | 92 |
| CQ 9-7 | 肝機能障害患者ではTDMが推奨されるか。 | 93 |
| CQ 9-8 | 腎機能障害患者ではTDMが推奨されるか。 | 93 |
| CQ 9-9 | 透析患者ではTDMが推奨されるか。 | 93 |
| CQ 9-10 | 妊婦ではTDMが推奨されるか。 | 94 |
| CQ 9-11 | 血中濃度値の背景因子として代謝酵素やトランスポーターをコードする遺伝子検査は推奨されるか。 | 94 |

## 10. レベチラセタム

| CQ 10-1 | 定常状態でのトラフ濃度のTDMは推奨されるか。 | 95 |
| CQ 10-2 | 推奨される目標血中濃度はどれくらいか。 | 95 |
| CQ 10-3 | 推奨される測定法は何か。 | 96 |
| CQ 10-4 | 代謝物のTDMは推奨されるか。 | 96 |
| CQ 10-5 | 効果不十分もしくは副作用発現時のTDMは推奨されるか。 | 97 |

| | | |
|---|---|---|
| CQ 10-6 | 薬物相互作用を考慮したTDMは推奨されるか。 | 97 |
| CQ 10-7 | 肝機能障害患者ではTDMが推奨されるか。 | 98 |
| CQ 10-8 | 腎機能障害患者ではTDMが推奨されるか。 | 98 |
| CQ 10-9 | 透析患者ではTDMが推奨されるか。 | 99 |
| CQ 10-10 | 妊婦ではTDMが推奨されるか。 | 100 |
| CQ 10-11 | 血中濃度値の背景因子として代謝酵素やトランスポーターをコードする遺伝子検査は推奨されるか。 | 101 |

## 11. トピラマート

| | | |
|---|---|---|
| CQ 11-1 | 定常状態でのトラフ濃度のTDMは推奨されるか。 | 102 |
| CQ 11-2 | 推奨される目標血中濃度はどれくらいか。 | 102 |
| CQ 11-3 | 推奨される測定法は何か。 | 103 |
| CQ 11-4 | 代謝物のTDMは推奨されるか。 | 103 |
| CQ 11-5 | 効果不十分もしくは副作用発現時のTDMは推奨されるか。 | 104 |
| CQ 11-6 | 薬物相互作用を考慮したTDMは推奨されるか。 | 104 |
| CQ 11-7 | 肝機能障害患者ではTDMが推奨されるか。 | 105 |
| CQ 11-8 | 腎機能障害患者ではTDMが推奨されるか。 | 106 |
| CQ 11-9 | 透析患者ではTDMが推奨されるか。 | 106 |
| CQ 11-10 | 妊婦ではTDMが推奨されるか。 | 107 |
| CQ 11-11 | 血中濃度値の背景因子として代謝酵素やトランスポーターをコードする遺伝子検査は推奨されるか。 | 107 |

索　引 … 108

# 略語一覧

| ADEC | Australian Drug Evaluation Committee | オーストラリア医薬品評価委員会 |
|---|---|---|
| CYP | cytochrome P450 | シトクロム P450 |
| EM | extensive metabolizer | 高い代謝能を有する人 |
| ILAE | International League Against Epilepsy | 国際抗てんかん連盟 |
| IM | intermediate metabolizer | EM と PM の中間の代謝能を有する人 |
| LLOQ | lower limit of quantification | 定量下限 |
| PK | pharmacokinetics | 薬物動態 |
| PM | poor metabolizer | 代謝能が欠損または著しく低い人 |
| TDM | therapeutic drug monitoring | 治療薬物モニタリング |
| UGT | UDP-glucuronosyltransferase | UDP- グルクロン酸転移酵素 |

## 測定法

| GC | gas chromatography | ガスクロマトグラフィー |
|---|---|---|
| HPLC | high performance liquid chromatography | 高速液体クロマトグラフィー |
| LC | liquid chromatography | 液体クロマトグラフィー |
| MS | mass spectrometry | 質量分析 |
| MS/MS | tandem mass spectrometry | タンデム質量分析 |
| NPD | nitrogen phosphorous detector | 高感度窒素・リン検出器 |
| UV | ultraviolet detector | 紫外線検出器 |
| CLEIA | chemiluminescent enzyme immunoassay | 化学発光酵素免疫測定 |
| CLIA | chemiluminescent immunoassay | 化学発光免疫測定 |
| EMIT | enzyme multiplied immunoassay technique | ホモジニアス酵素免疫測定 |
| HEIA | homogeneous enzyme immunoassay | ホモジニアス酵素免疫測定 |
| KIMS | kinetic interaction of microparticles in a solution | ラテックス凝集比濁 |
| LA | latex agglutination turbidimetry | ラテックス凝集比濁 |
| PETINIA | particle enhanced turbidimetric inhibition immunoassay | ラテックス免疫凝集阻害 |

## 薬物動態学的パラメータ

| AUC | area under the concentration-time curve | 血中濃度時間曲線下面積 |
|---|---|---|
| $C_{max}$ | maximum blood concentration | 最高血中濃度 |
| CL | clearance | クリアランス |
| F | bioavailability | 生物学的利用率 |
| $T_{1/2}$ | elimination half-life | 消失半減期 |
| Vd | volume of distribution | 分布容積 |

I

## 1 本ガイドラインの構成，推奨度

本ガイドラインは，わが国において用いられる抗てんかん薬のTDMについて，エッセンスをまとめたExecutive Summaryと，それぞれの解説を交えたClinical Questionsによる構成とした。なお，Clinical Questionsは，clinical question (CQ) を連番記述とし，各CQはAnswer, Explanation, 参考文献で構成されている。なおAnswerには表1のように定義される推奨度を示した。

表1 推奨度

| | |
|---|---|
| A | 強い科学的根拠があり，強く推奨される |
| B | 科学的根拠があり，推奨される |
| C1 | 科学的根拠は十分ではないが，どちらかといえば推奨される |
| C2 | 科学的根拠は明確でなく，推奨されない |
| D | 科学的根拠があり，推奨されない |

## 2 利益相反

利益相反 (COI) の報告と審議については，日本TDM学会に担当委員会が設けられ，すべての委員が最新の情報を報告していることから，本書では策定委員は日本TDM学会に各自のCOIについて報告済みである旨を記載するに留める。

## 3 利用上の注意

本ガイドラインは，刊行時点におけるエビデンスと策定委員会のコンセンサスに基づく内容を記載しており，推奨度などは今後の研究の進展によって変更されることがある。また，本ガイドラインの記載内容については日本TDM学会が責任をもつが，実際の医療行為を制限するものではなく，適用する際の最終的な責任は個々の医療従事者に帰属する。したがって，本ガイドラインを使用することで生じたいかなる結果に対しても，日本TDM学会と策定委員会は責任を負わない。

## 4 抗てんかん薬とTDM

てんかんとは，「種々の成因によってもたらされる慢性の脳疾患であり，大脳ニューロンの過剰な発射に由来する反復性の発作（てんかん発作）を主徴とし，変異に富んだ

多彩な発作症状を呈し，さまざまな予後をとる疾患である」と世界保健機関（WHO）によって定義されている。

　てんかんの薬物治療は，1857年にCharles Locockによって臭化カリウムが用いられたのが最初といわれている。その後，1912年以来今日に至るまで主要な抗てんかん薬として広く使用されてきたフェノバルビタールは，現在の多くの抗てんかん薬の原型となっている。1938年にはフェニトインが開発され，画期的な抗てんかん薬として臨床へ導入された。この2種類の抗てんかん薬の登場によって，多くの新薬開発が進められ，多剤併用処方が行われるようになった。

　抗てんかん薬の血清あるいは血漿中濃度のモニタリングは，1960年代のフェニトインならびにフェノバルビタールが起源とされている。以降，多くの研究成果が報告され，抗てんかん薬のTDMの有益性が評価されたことで，現在ではてんかんの管理に欠くことができない事項となっている。

　現在わが国で汎用されている抗てんかん薬の主な作用機序は3種類に大別される（図1）。①神経細胞表面の$Na^+$，$K^+$および$Ca^{2+}$などが通過するイオンチャネルを不活性化し，イオンの流出入を抑えることで神経細胞の興奮性の抑制を示す。②興奮性神経伝達物質であるグルタミン酸による過剰興奮を抑制するために，これらの受容体を不活性化することで興奮性神経伝達系を抑制する。③抑制性神経伝達物質である$\gamma$-アミノ酪酸（GABA）による興奮抑制を増強させるために，これらの受容体を活性化することで抑制性神経伝達系を増強する。上述のように，てんかんの治療では，興奮性神経系と抑制性神経系のバランスを維持し，患者が最も機能できる状態を保つことが重要である。

　抗てんかん薬の効果および副作用発現は個人差が大きく，日常的に血中濃度を測定しても，治療効果の判定および副作用の予防・早期発見は難しい。しかし，抗てんかん薬のTDMの臨床的意義は，①望ましい効果が得られた時に，以後の治療反応変化を判断するための患者個々の治療域を確認する，②中毒状態の診断補助，③服薬状況の確認，④小児，高齢者，妊婦，肝・腎機能低下のある患者への処方時および処方変更時，⑤薬物相互作用を有する薬物の追加・中止時，⑥臨床用量内で非線形を示すフェニトインの用量調節などが挙げられ，抗てんかん薬のTDMは重要である。

　抗てんかん薬のTDMは，一般に定常状態時に行う。消失半減期の短い薬物ほど血中濃度の日内変動が大きく，測定時点に注意が必要である。血中濃度のピーク値はばらつきが大きく，平均血中濃度はトラフ値と良好な相関関係を示すことから，通常は投与直前の採血が推奨される。また，薬物の消失半減期は年齢によって異なり，成人と比較して小児では短く，高齢者では長くなる傾向がある。

　抗てんかん薬の消失経路（表2）は，薬物によりさまざまであるが，肝機能および腎機能の変化に伴う血中濃度の変動には注意が必要である。薬効を有するのは血漿タンパクと結合していない遊離形薬物であることから，タンパク結合率が高いフェニトインでは，低アルブミン患者において遊離形分率が顕著に増加するため総濃度によるTDMで

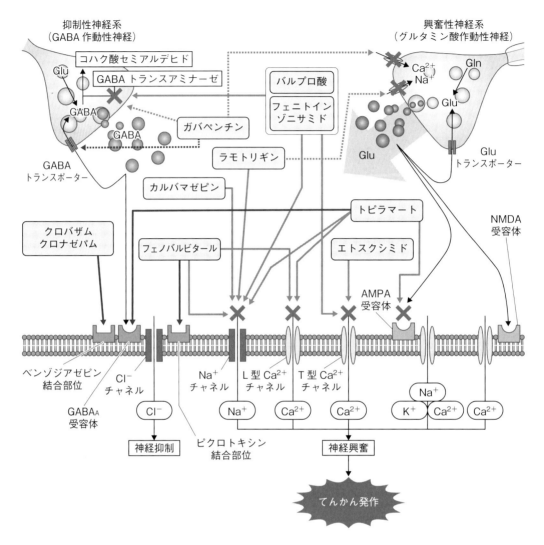

**図1　抗てんかん薬の作用点**
GABA：γ-アミノ酪酸，Glu：グルタミン酸，Gln：グルタミン
⋯▶および✖：阻害が予測される，─▶：促進が予測される
〔吉尾隆 編，薬物治療学 改訂5版，南山堂，2016，p471より引用改変〕

は適切な評価ができない。またフェニトインやフェノバルビタールはシトクロムP450（CYP）を誘導するため，併用されるCYPの基質の血中濃度は低下する。

　抗てんかん薬に限ったことではないが，TDMにおいては妥当性が確認され十分な信頼性を有する測定法を用いることが大前提である。なおquality control（QC）試料および検量線用標準試料は患者試料と同じマトリックスを用いて調製する。また患者試料測定時には，分析単位ごとに検量線を作成しQC試料の測定も行って，その値が基準範囲内であることを確認しなければならない。

**表2 抗てんかん薬の主な消失経路**

| 薬剤 | 主な消失経路と主な関与酵素 | 他の消失経路 |
|---|---|---|
| PHT | 酸化（CYP2C9，CYP2C19） | 酸化（CYP2C18，CYP3A4） |
| PB | 酸化（CYP2C9），N-グルコシル化 | 酸化（CYP2C19，CYP2E1）および腎排泄（25%） |
| CBZ | 酸化（CYP3A4） | 酸化（CYP2C8，CYP1A2），グルクロン酸抱合（UGT2B7） |
| VPA | 酸化（CYP2C9，他のCYP：>50%），グルクロン酸抱合（30〜40%） | — |
| ZNS | 酸化（CYP3A4），還元，N-アセチル化 | 腎排泄（30%） |
| CLB | 酸化（CYP3A4，CYP2C19） | 酸化（CYP2C18，CYP2B6） |
| CZP | 酸化（CYP3A4） | — |
| LTG | グルクロン酸抱合（UGT1A4） | — |
| GBP | 腎排泄 | — |
| LEV | 腎排泄（75%） | 加水分解（25%） |
| TPM | 腎排泄（40〜80%） | 酸化 |

〔Zaccara G and Perucca E. Interactions between antiepileptic drugs, and between antiepileptic drugs and other drugs. Epileptic Disord. 2014; 16: 409-32. より引用改変〕
CBZ：カルバマゼピン，CLB：クロバザム，CZP：クロナゼパム，GBP：ガバペンチン，LEV：レベチラセタム，LTG：ラモトリギン，PB：フェノバルビタール，PHT：フェニトイン，TPM：トピラマート，VPA：バルプロ酸，ZNS：ゾニサミド

[参考文献]

1) Milosheska D, Grabnar I, Vovk T. Dried blood spots for monitoring and individualization of antiepileptic drug treatment. Eur J Pharm Sci. 2015; 75: 25-39.
2) Asconapé JJ. Use of antiepileptic drugs in hepatic and renal disease. Handb Clin Neurol. 2014; 119: 417-32.
3) Landmark CJ, Johannessen SI. Safety aspects of antiepileptic drugs—focus on pharmacovigilance. Pharmacoepidemiol Drug Saf. 2012; 21: 11-20.
4) Eadie MJ. Therapeutic drug monitoring—antiepileptic drugs. Br J Clin Pharmacol. 1998; 46: 185-93.
5) Warner A, Privitera M, Bates D. Standards of laboratory practice: antiepileptic drug monitoring. National Academy of Clinical Biochemistry. Clin Chem. 1998; 44: 1085-95.

# II Executive Summary

II. Executive Summary

# 1. フェニトイン（PHT）

> **総合推奨度 A**
> TDMの有用性は確立されており，強く推奨される。

## 1 PKパラメータ

| F(%) | | ほぼ100 |
|---|---|---|
| Vd(L/kg) | 新生児 | 0.8～0.9 |
| | 乳児 | 0.7～0.8 |
| | 小児 | 0.7 |
| | 成人 | 0.6～0.7 |
| $T_{1/2}$(hr) | | 7～42 |
| タンパク結合率(%) | 新生児 | ≧80 |
| | 乳児 | ≧85 |
| | 成人 | 90～95 |

[参考文献]
UpToDate　Pharmacodynamics/Kinetics

## 2 TDMの方法

a. 測定試料
- 血清または血漿。

b. 採血ポイント（タイミング）
- 投与前（トラフ）。

c. 測定頻度（開始時期，変更後の測定タイミング）
- 投与開始後もしくは投与量変更後5～7日以降。副作用や相互作用が疑われる場合は随時。

## 3 目標血中濃度

- 総濃度
    新生児：8～15 µg/mL
    小児・成人：10～20 µg/mL
- 遊離形濃度：1～2 µg/mL

## 4 特定の背景を有する患者

### a. 肝機能障害患者
- 通常の総濃度のTDMを行うことが強く推奨される．必要に応じて，遊離形濃度のTDMを考慮する．

### b. 腎機能障害患者
- 通常の総濃度のTDMを行うことが強く推奨される．必要に応じて，遊離形濃度のTDMを考慮する．

### c. 透析患者
- 透析の影響は受けないため，通常のTDMが強く推奨される．

### d. 妊　婦
- TDMが強く推奨される．

## 5 薬物相互作用

- 血中濃度を上げる薬剤：CYP2C9阻害薬，CYP2C19阻害薬
- 血中濃度を下げる薬剤：CYP2C9誘導薬，CYP2C19誘導薬

## 6 PKに影響を及ぼす遺伝子多型

- CYP2C9

## 2. フェノバルビタール（PB）

> **総合推奨度 A**
> TDMの有用性は確立されており，強く推奨される。

### 1 PKパラメータ

| F (%) | 成人 | 95～100 |
|---|---|---|
| Vd (L/kg) | 新生児 | 0.71～1.71 |
| | 小児 | 0.57～0.70 |
| | 成人 | 0.54～0.73 |
| $T_{1/2}$ (hr) | 新生児・乳児・小児 | 60～180 |
| | 成人 | 53～118 |
| タンパク結合率 (%) | 新生児 | 36～43 |
| | 成人 | 50～60 |

[参考文献]
UpToDate　Pharmacodynamics/Kinetics

### 2 TDMの方法

a. 測定試料
- 血清または血漿。

b. 採血ポイント（タイミング）
- 投与前（トラフ）。

c. 測定頻度（開始時期，変更後の測定タイミング）
- 投与開始後もしくは投与量変更後2～3週間以降。副作用や相互作用が疑われる場合は随時。

## 3 目標血中濃度

- 10〜40 μg/mL

## 4 特定の背景を有する患者

### a. 肝機能障害患者
- 肝機能にかかわらず，通常のTDMが強く推奨される。

### b. 腎機能障害患者
- 腎機能にかかわらず，通常のTDMが強く推奨される。

### c. 透析患者
- 透析直前のTDMが強く推奨される。

### d. 妊　婦
- TDMが強く推奨される。

## 5 薬物相互作用

- 血中濃度を上げる薬剤：バルプロ酸

## 6 PKに影響を及ぼす遺伝子多型

- CYP2C9

# 3. カルバマゼピン（CBZ）

> **総合推奨度A**
> TDMの有用性は確立されており，強く推奨される。

## 1 PKパラメータ

| F (%) | | 75～85 |
|---|---|---|
| Vd (L/kg) | 新生児 | 1.5 |
| | 小児 | 1.9 |
| | 成人 | 0.59～2 |
| $T_{1/2}$ (hr) | 投与初期 | 25～65 |
| | 小児（定常状態） | 8～14 |
| | 成人（定常状態） | 12～17 |
| タンパク結合率 (%) | | 75～90 |

[参考文献]
UpToDate Pharmacodynamics/Kinetics

## 2 TDMの方法

a. 測定試料
- 血清または血漿。

b. 採血ポイント（タイミング）
- 投与前（トラフ）。

c. 測定頻度（開始時期，変更後の測定タイミング）
- 投与開始時は代謝酵素の自己誘導が完了する2週間以降。その後の投与量変更時は1週間以降。副作用や相互作用が疑われる場合は随時。

## 3 目標血中濃度

- 4〜12 μg/mL。他の抗てんかん薬併用時は4〜8 μg/mL。

## 4 特定の背景を有する患者

### a. 肝機能障害患者
- 肝機能にかかわらず，通常のTDMが強く推奨される。

### b. 腎機能障害患者
- 腎機能にかかわらず，通常のTDMが強く推奨される。

### c. 透析患者
- 透析の有無にかかわらず，通常のTDMが強く推奨される。

### d. 妊　婦
- TDMが強く推奨される。

## 5 薬物相互作用

- 血中濃度を上げる薬剤：CYP3A4阻害薬
- 血中濃度を下げる薬剤：CYP3A4誘導薬

## 6 PKに影響を及ぼす遺伝子多型

- CYP3A5, ABCB1

# 4. バルプロ酸（VPA）

## 総合推奨度 A
TDMの有用性は確立されており，強く推奨される。

### 1 PKパラメータ

| F（%） | | 約90 |
|---|---|---|
| Vd（L/1.73 m$^2$） | | 11 |
| T$_{1/2}$（hr） | 新生児（出生直後） | 30〜60 |
| | 新生児（生後1週） | 40〜45 |
| | 新生児（<生後10日） | 10〜67 |
| | 乳児（>2カ月） | 7〜13 |
| | 小児（2〜14歳） | 3.5〜20 |
| | 成人 | 9〜19 |
| タンパク結合率（%） | | 80〜90 |

[参考文献]
UpToDate Pharmacodynamics/Kinetics

### 2 TDMの方法

a. 測定試料
- 血清または血漿。

b. 採血ポイント（タイミング）
- 投与前（トラフ）。

c. 測定頻度（開始時期，変更後の測定タイミング）
- 投与開始後もしくは投与量変更後3〜5日以降。副作用や相互作用が疑われる場合は随時。

## 3 目標血中濃度

- 総濃度：50〜100 μg/mL
- 遊離形濃度：5〜15 μg/mL

## 4 特定の背景を有する患者

### a. 肝機能障害患者
- 通常の総濃度のTDMを行うことが強く推奨される。必要に応じて、遊離形濃度のTDMを考慮する。

### b. 腎機能障害患者
- 通常の総濃度のTDMを行うことが強く推奨される。必要に応じて、遊離形濃度のTDMを考慮する。

### c. 透析患者
- 透析の影響は受けないため、通常のTDMが強く推奨される。

### d. 妊婦
- TDMが強く推奨される。

## 5 薬物相互作用

- 血中濃度を上げる薬剤：薬物代謝酵素阻害薬
- 血中濃度を下げる薬剤：薬物代謝酵素誘導薬、カルバペネム系抗菌薬

## 6 PKに影響を及ぼす遺伝子多型

- CYP2C9、UGT1A3、UGT2B7

# 5. ゾニサミド（ZNS）

II. Executive Summary

## 総合推奨度 A
TDMの有用性は確立されており，強く推奨される。

### 1 PKパラメータ

| Vd（L/kg） | 1.45 |
|---|---|
| $T_{1/2}$（hr） | 50〜68 |
| タンパク結合率（％） | 40 |

[参考文献]
UpToDate　Pharmacodynamics/Kinetics

### 2 TDMの方法

a. 測定試料
- 血清または血漿。

b. 採血ポイント（タイミング）
- 投与前（トラフ）。ただし定常状態到達後においては，投与間隔内でのピーク値とトラフ値の幅が小さいため，トラフでなくてもよい。

c. 測定頻度（開始時期，変更後の測定タイミング）
- 投与開始後もしくは投与量変更後2週間以降。副作用や相互作用が疑われる場合は随時。

### 3 目標血中濃度

- 10〜30 μg/mL

## 4 特定の背景を有する患者

### a. 肝機能障害患者
- 肝機能にかかわらず，通常のTDMが強く推奨される。

### b. 腎機能障害患者
- 腎機能にかかわらず，通常のTDMが強く推奨される。

### c. 透析患者
- 透析直前のTDMが強く推奨される。

### d. 妊　婦
- TDMが強く推奨される。

## 5 薬物相互作用

- 血中濃度を下げる薬剤：CYP3A4誘導薬

## 6 PKに影響を及ぼす遺伝子多型

- CYP2C19

# 6. クロバザム（CLB）

> **総合推奨度 B**
> TDMの有用性はほぼ確立されており，推奨される。

## 1 PKパラメータ

|  |  | クロバザム | N-デスメチルクロバザム（活性代謝物） |
|---|---|---|---|
| F（%） | | 87 | ― |
| Vd（L） | | 100 | ― |
| $T_{1/2}$（hr） | 小児 | 16 | ― |
| | 成人 | 36〜42 | 71〜82 |
| タンパク結合率（%） | | 80〜90 | 70 |

[参考文献]
UpToDate Pharmacodynamics/Kinetics

## 2 TDMの方法

a. 測定試料
- 血清または血漿。

b. 採血ポイント（タイミング）
- 投与前（トラフ）。

c. 測定頻度（開始時期，変更後の測定タイミング）
- 投与開始後もしくは投与量変更後3週間以降。副作用や相互作用が疑われる場合は随時。

## 3 目標血中濃度

- クロバザム：30〜300 ng/mL
- N-デスメチルクロバザム（活性代謝物）：300〜3,000 ng/mL

## 4 特定の背景を有する患者

### a. 肝機能障害患者
- 肝機能にかかわらず，通常のTDMが推奨される。

### b. 腎機能障害患者
- 腎機能にかかわらず，通常のTDMが推奨される。

### c. 透析患者
- 透析の影響は受けないため，通常のTDMが推奨される。

### d. 妊　婦
- TDMが推奨される。

## 5 薬物相互作用

- クロバザムの血中濃度を下げる薬剤：CYP3A4誘導薬
- N-デスメチルクロバザムの血中濃度を上げる薬剤：CYP3A4誘導薬，CYP2C19阻害薬
- N-デスメチルクロバザムの血中濃度を下げる薬剤：CYP2C19誘導薬

## 6 PKに影響を及ぼす遺伝子多型

- CYP2C19

# 7. クロナゼパム (CZP)

> **総合推奨度 C2**
> TDMの有用性は確立されておらず，推奨されない。

## 1 PKパラメータ

| F (%) | | 約90 |
|---|---|---|
| Vd (L/kg) | 小児 | 1.5〜3 |
| | 成人 | 1.5〜6.4 |
| $T_{1/2}$ (hr) | 小児 | 22〜33 |
| | 成人 | 17〜60 |
| タンパク結合率 (%) | | 85 |

[参考文献]
UpToDate　Pharmacodynamics/Kinetics

## 2 TDMの方法

a. 測定試料
- 血清または血漿。

b. 採血ポイント (タイミング)
- 投与前 (トラフ)。

c. 測定頻度 (開始時期, 変更後の測定タイミング)
- 測定する場合は, 投与開始後もしくは投与量変更後1〜2週間以降。

## 3 目標血中濃度

- 目安は20〜70 ng/mLとされている。

## 4 特定の背景を有する患者

### a. 肝機能障害患者
- 肝機能低下がTDM実施の理由とはならず，推奨されない。

### b. 腎機能障害患者
- 腎機能低下がTDM実施の理由とはならず，推奨されない。

### c. 透析患者
- 透析前後でのTDMを考慮する。

### d. 妊　婦
- TDMを推奨する根拠はない。

## 5 薬物相互作用

- 血中濃度を上げる薬剤：CYP3A4阻害薬
- 血中濃度を下げる薬剤：CYP3A4誘導薬

## 6 PKに影響を及ぼす遺伝子多型

- 現時点では報告なし。

# 8. ラモトリギン（LTG）

> **総合推奨度 A**
> TDMの有用性は確立されており，強く推奨される。

## 1 PKパラメータ

| F（%） | | 98 |
|---|---|---|
| Vd（L/kg） | | 0.9〜1.3 |
| $T_{1/2}$（hr） | 小児（10カ月〜5歳） | 13〜27 |
| | 成人 | 25〜33 |
| タンパク結合率（%） | | 55 |

[参考文献]
UpToDate　Pharmacodynamics/Kinetics

## 2 TDMの方法

a. 測定試料
- 血清または血漿。

b. 採血ポイント（タイミング）
- 投与前（トラフ）。

c. 測定頻度（開始時期，変更後の測定タイミング）
- 投与開始後もしくは投与量変更後の1週間以降。副作用や相互作用が疑われる場合は随時。

## 3 目標血中濃度

- 2.5〜15 μg/mL

## 4 特定の背景を有する患者

### a. 肝機能障害患者
- 肝機能にかかわらず，通常のTDMが強く推奨される。

### b. 腎機能障害患者
- 腎機能にかかわらず，通常のTDMが強く推奨される。

### c. 透析患者
- 透析直前のTDMが強く推奨される。

### d. 妊　婦
- TDMが強く推奨される。

## 5 薬物相互作用

- 血中濃度を上げる薬剤：UGT1A4を競合する薬剤
- 血中濃度を下げる薬剤：UGT1A4誘導薬

## 6 PKに影響を及ぼす遺伝子多型

- 現時点では報告なし。

## 9. ガバペンチン（GBP）

> **総合推奨度 C2**
> TDMの有用性は確立されておらず，推奨されない。

### 1 PKパラメータ

| | | |
|---|---|---|
| F (%) | 900 mg/day | 60 |
| | 1,200 mg/day | 47 |
| | 2,400 mg/day | 34 |
| | 3,600 mg/day | 33 |
| | 4,800 mg/day | 27 |
| Vd (L) | | 58±6 |
| $T_{1/2}$ (hr) | 新生児・小児（1カ月～12歳） | 4.7 |
| | 成人 | 5～7 |
| タンパク結合率 (%) | | <3 |

[参考文献]
UpToDate　Pharmacodynamics/Kinetics

### 2 TDMの方法

a. 測定試料
- 血清または血漿。

b. 採血ポイント（タイミング）
- 投与前（トラフ）。

c. 測定頻度（開始時期，変更後の測定タイミング）
- 測定する場合は，投与開始後もしくは投与量変更後2日以降。副作用や相互作用が疑われる場合は随時。

## 3 目標血中濃度

- 目安は12〜20 μg/mLとされている。部分発作に対しては2 μg/mL以上。

## 4 特定の背景を有する患者

### a. 肝機能障害患者
- 肝機能低下がTDM実施の理由とはならず，推奨されない。

### b. 腎機能障害患者
- 腎機能低下に伴う用量調節時にはTDMが推奨される。

### c. 透析患者
- 透析直前のTDMが推奨される。

### d. 妊　婦
- TDMは推奨されない。

## 5 薬物相互作用

- 血中濃度を上げる薬剤：モルヒネ
- 血中濃度を下げる薬剤：水酸化アルミニウム，水酸化マグネシウム（2時間の間隔を空けることで回避可能）

## 6 PKに影響を及ぼす遺伝子多型

- 現時点では報告なし。

# 10. レベチラセタム（LEV）

> **総合推奨度 C1**
> TDMの有用性は確立されていないが，一部の患者では推奨される。

## 1 PKパラメータ

| F (%) | | 100 |
|---|---|---|
| Vd (L/kg) | 乳児・小児（＜4歳） | 0.63±0.08 |
| | 小児（6〜12歳） | 0.72±0.12 |
| | 成人 | 0.5〜0.7 |
| CL (mL/min/kg) | 乳児（＜6カ月） | 1.23 |
| | 乳児・小児（6カ月〜4歳） | 1.57 |
| | 小児（6〜12歳） | 1.43 |
| $T_{1/2}$ (hr) | 乳児・小児（＜4歳） | 5.3±1.3 |
| | 小児（4〜12歳） | 6.0±1.1 |
| | 成人 | 6〜8 |
| タンパク結合率（%） | | ＜10 |

[参考文献]
UpToDate　Pharmacodynamics/Kinetics

## 2 TDMの方法

a. 測定試料
- 血清または血漿。

b. 採血ポイント（タイミング）
- 投与前（トラフ）。

c. 測定頻度（開始時期，変更後の測定タイミング）
- 投与開始後もしくは投与量変更後2日以降。副作用や相互作用が疑われる場合は随時。

## 3 目標血中濃度

- 12～46 μg/mL

## 4 特定の背景を有する患者

### a. 肝機能障害患者
- 重度肝機能低下患者ではTDMが推奨される。

### b. 腎機能障害患者
- 腎機能低下に伴う用量調節時にはTDMが推奨される。

### c. 透析患者
- 透析直前のTDMが推奨される。

### d. 妊　婦
- TDMが推奨される。

## 5 薬物相互作用

- 血中濃度を下げる薬剤：代謝酵素誘導薬

## 6 PKに影響を及ぼす遺伝子多型

- 現時点では報告なし。

## Ⅱ. Executive Summary

# 11. トピラマート（TPM）

> **総合推奨度 C1**
> TDMの有用性は確立されていないが，一部の患者では推奨される。

## 1 PKパラメータ

| | | | |
|---|---|---|---|
| F（%） | | | 80 |
| Vd（L/kg） | | | 0.6〜0.8 |
| CL/F（mL/kg/h） | 小児 | 新生児（低体温） | 13.4 |
| | | 9カ月〜4歳未満 | 30.5〜70.9 |
| | | 4歳〜17歳 | 27.6 |
| CL/F（mL/min） | 成人 | | 20〜30 |
| $T_{1/2}$（hr） | 小児 | 新生児（低体温） | 43 |
| | | 9カ月〜4歳未満 | 8.5〜15.3 |
| | | 4歳〜7歳 | 7.7〜8 |
| | | 8歳〜11歳 | 11.3〜11.7 |
| | | 12歳〜17歳 | 12.3〜12.8 |
| | 成人 | | 19〜23 |
| タンパク結合率（%） | | | 15〜41 |

[参考文献]
UpToDate　Pharmacodynamics/Kinetics

## 2 TDMの方法

a. 測定試料
- 血清または血漿。

b. 採血ポイント（タイミング）
- 投与前（トラフ）。

### c. 測定頻度（開始時期，変更後の測定タイミング）

- 投与開始後もしくは投与量変更後5日以降。副作用や相互作用が疑われる場合は随時。

## 3 目標血中濃度

- 目安は5〜20 μg/mLとされている。

## 4 特定の背景を有する患者

### a. 肝機能障害患者
- 肝機能にかかわらず，通常のTDMが推奨される。

### b. 腎機能障害患者
- 腎機能にかかわらず，通常のTDMが推奨される。

### c. 透析患者
- 透析直前のTDMが推奨される。

### d. 妊　婦
- TDMが推奨される。

## 5 薬物相互作用

- 血中濃度を上げる薬剤：ヒドロクロロチアジド
- 血中濃度を下げる薬剤：CYP3A4誘導薬

## 6 PKに影響を及ぼす遺伝子多型

- 現時点では報告なし。

# III. Clinical Questions

Ⅲ. Clinical Questions

# 1. フェニトイン（PHT）

## CQ1-1 定常状態でのトラフ濃度の TDM は推奨されるか。

**Answer**

投与開始後もしくは投与量変更後5～7日以降にトラフ濃度のTDMを行うことが強く推奨される。　　　　　　　　　　　　　　　　　　　　　　　　　　　　[推奨度A]

[ Explanation ]

　フェニトインは治療域すなわち臨床用量の範囲で代謝が飽和し，消失半減期は血中濃度の上昇に伴い延長する[1-3]。治療域での消失半減期は成人で7～42時間であるため，投与開始時や投与量変更時は5～7日以降に血清中もしくは血漿中トラフ濃度のTDMを行う。

　採血時に日本ベクトン・ディッキンソン社製血清分離剤入り採血管 SST® を用いると，保存条件によりフェニトイン濃度が有意に低下することが報告されている[4]ため，使用しないこと。

[ 参考文献 ]
1) Bochner F, Hooper WD, Tyrer JH, et al. Effect of dosage increments on blood phenytoin concentrations. J Neurol Neurosurg Psychiatry. 1972; 35: 873-6.
2) Mawer GE, Mullen PW, Rodgers M, et al. Phenytoin dose adjustment in epileptic patients. Br J Clin Pharmacol. 1974; 1: 163-8.
3) Richens A, Dunlop A. Serum-phenytoin levels in management of epilepsy. Lancet. 1975; 2: 247-8.
4) 山崎啓之，古屋弓子，瀬戸口奈央，他．血清分離剤入り滅菌真空採血管中での薬物血中濃度の変化．医療薬学．2005; 31: 537-43.

## CQ1-2 推奨される目標血中濃度はどれくらいか。

**Answer**

総濃度は10～20 μg/mL，遊離形濃度は1～2 μg/mL。　　　　　　　　　　[推奨度A]

[ Explanation ]

　強直間代発作，部分発作あるいは両疾患併発の治療において，血中総フェニトイン濃度10～20 μg/mL を維持した場合，98％の患者の痙攣抑制が良好に管理できたことが報告されている[1,2]。また，フェニトインのタンパク結合率は成人で90％以上，小児で

80％以上と高いため，①目標血中濃度域内にもかかわらず副作用症状がみられる場合，②血中アルブミン濃度が低値の場合には遊離形フェニトインのTDMを考慮する[3,4]。

[参考文献]
1) Shorvon SD, Chadwick D, Galbraith AW, et al. One drug for epilepsy. Br Med J. 1978; 1: 474-6.
2) Kutt H, McDowell F. Management of epilepsy with diphenylhydantoin sodium. Dosage regulation for problem patients. JAMA. 1968; 203: 969-72.
3) Ratnaraj N, Goldberg VD, Hjelm M. Temperature effects on the estimation of free levels of phenytoin carbamazepine and phenobarbitone. Ther Drug Monit. 1990; 12: 465-72.
4) Porter RJ, Layzer RB. Plasma albumin concentration and diphenylhydantoin binding in man. Arch Neurol. 1975; 32: 298-303.

## CQ1-3 推奨される測定法は何か。

**Answer**
免疫学的測定法が繁用されている。　　　　　　　　　　　　　　　　　　　　　　［推奨度A］

[Explanation]
　免疫学的測定法に基づくキットが体外診断用医薬品として数多く市販されている（表1）。フェニトインの測定は，CLIA法，HEIA法，KIMS法，LA法およびPETINIA法で行う。なお，これらの免疫学的測定法ではホスフェニトインとの交差反応性が報告されている（CQ1-12参照）。

**表1　フェニトインの免疫学的測定キット**

| 測定法 | 販売名 | 製造販売元 | LLOQ (μg/mL) |
|---|---|---|---|
| CLIA | アーキテクト®・フェニトインST | アボット ジャパン | 0.5 |
| | ケミルミ ACS-フェニトインⅡ | シーメンスヘルスケア・ダイアグノスティクス | 0.5 |
| HEIA | エミット®2000 フェニトインアッセイ | シーメンスヘルスケア・ダイアグノスティクス | 2.5 |
| KIMS | コバス®試薬　フェニトインⅡ | ロシュ・ダイアグノスティックス | 0.8 |
| LA | シンクロンシステム　フェニトイン試薬 | ベックマン・コールター | 6.0 |
| | ナノピア®TDM　フェニトイン | 積水メディカル | 0.7 |
| PETINIA | フレックスカートリッジ　フェニトイン (N) PTN (DF64) | シーメンスヘルスケア・ダイアグノスティクス | 0.5 |
| | フレックスカートリッジ　フェニトイン (N) PTN (K4064) | シーメンスヘルスケア・ダイアグノスティクス | 0.4 |

## CQ1-4 代謝物の TDM は推奨されるか。

### Answer

主代謝物 5-(*p*-hydroxyphenyl)-5-phenylhydantoin(*p*-HPPH)は活性を有さないため，TDM は推奨されない。 　　　　　　　　　　　　　　　　　　　　　　　　　　　　　　　　　　　[推奨度 D]

[ Explanation ]

　フェニトインは主として CYP2C9 および一部 CYP2C19 によって活性を有さない主代謝物 *p*-HPPH に変換される[1]。*p*-HPPH の約 90％はグルクロン酸抱合体として，約 5％は抱合されずに尿中に排泄される[2]。

[ 参考文献 ]

1) Butler TC. The metabolic conversion of 5, 5-diphenyl hydantoin to 5-(p-hydroxyphenyl)-5-phenyl hydantoin. J Pharmacol Exp Ther. 1957; 119: 1-11.
2) Bochner F, Hooper WD, Sutherland JM, et al. The renal handling of diphenylhydantoin and 5-(p-hydroxyphenyl)-5-phenyl-hydantoin. Clin Pharmacol Ther. 1973; 14: 791-6.

## CQ1-5 効果不十分もしくは副作用発現時の TDM は推奨されるか。

### Answer

いずれの場合も TDM を行うことが強く推奨される。 　　　　　　　　　　　　　　　　　　　[推奨度 A]

[ Explanation ]

　通常，臨床用量内で非線形動態を示すため，わずかな増量でも血中濃度が急激に上昇することがある[1-3]。したがって，効果不十分な場合は TDM を行いながら徐々に増量し，急激な血中濃度の上昇に注意する。なお，フェニトインによる副作用は，濃度依存的および非依存的なものがある。濃度依存的な副作用には，眼振（20 $\mu$g/mL 以上），運動失調（30 $\mu$g/mL 以上），傾眠（40 $\mu$g/mL 以上）などが，濃度非依存的な副作用には歯肉肥厚，発疹などがある[4]。

[ 参考文献 ]

1) Bochner F, Hooper WD, Tyrer JH, et al. Effect of dosage increments on blood phenytoin concentrations. J Neurol Neurosurg Psychiatry. 1972; 35: 873-6.
2) Mawer GE, Mullen PW, Rodgers M, et al. Phenytoin dose adjustment in epileptic patients. Br J Clin Pharmacol. 1974; 1: 163-8.
3) Richens A, Dunlop A. Serum-phenytoin levels in management of epilepsy. Lancet. 1975; 2: 247-8.
4) Błaszczyk B, Lasoń W, Czuczwar SJ. Antiepileptic drugs and adverse skin reactions: An update. Pharmacol Rep. 2015; 67: 426-34.

## CQ1-6 薬物相互作用を考慮した TDM は推奨されるか．

### Answer

CYP2C9 誘導薬および阻害薬，CYP2C19 誘導薬および阻害薬との併用時には TDM を行うことが強く推奨される． [推奨度 A]

[ Explanation ]

　フェニトインは主に薬物代謝酵素 CYP2C9 で代謝され，一部が CYP2C19 で代謝される．したがって，CYP2C9 および CYP2C19 の誘導薬や阻害薬と併用する際は必ず TDM を行う．
　CYP2C9 を阻害するフルコナゾールはフェニトインの AUC を約 75％増加させる[1]．CYP 阻害作用を有するシメチジンはフェニトインの血中濃度を上昇させ，フェニトイン中毒を呈した報告がある[2]．また，CYP2C19 を阻害するオメプラゾールはフェニトインの AUC を約 19％上昇させる[3]．他の抗てんかん薬（カルバマゼピン，クロバザム，ゾニサミド，トピラマート，バルプロ酸）との併用時には，肝代謝酵素の阻害あるいは誘導によってフェニトインの血中濃度を上昇あるいは低下させることがある．

[ 参考文献 ]

1) Blum RA, Wilton JH, Hiligoss DM, et al. Effect of fluconazole on the disposition of phenytoin. Clin Pharmacol Ther. 1991; 49: 420-5.
2) Salem RB, Breland BD, Mishra SK, et al. Effect of cimetidine on phenytoin serum levels. Epilepsia. 1983; 24: 284-8.
3) Prichard PJ, Walt RP, Kitchingman GK, et al. Oral phenytoin pharmacokinetics during omeprazole therapy. Br J Clin Pharmacol. 1987; 24: 543-5.

## CQ1-7 肝機能障害患者では TDM が推奨されるか．

### Answer

通常の総濃度の TDM を行うことが強く推奨される． [推奨度 A]
必要に応じて，遊離形濃度の TDM を考慮する．

[ Explanation ]

　肝硬変など慢性肝疾患の場合，肝臓において薬物代謝能が低下していることが多いため，血中総フェニトイン濃度は上昇する[1]．また肝障害による低アルブミン血症により，遊離形フェニトイン濃度が増加し[2,3]，組織移行によって結果的に血中総フェニトイン濃度が低下することが報告されている[4,5]．したがって肝機能低下患者では血中総フェニトイン濃度を測定することは必須であり，必要に応じて遊離形フェニトイン濃度の TDM を行うことを考慮する．

[参考文献]
1) George J, Murray M, Byth K, et al. Differential alterations of cytochrome P450 proteins in livers from patients with severe chronic liver disease. Hepatology. 1995; 21: 120-8.
2) Hooper WD, Bochner F, Eadie MJ, et al. Plasma protein binding of diphenylhydantoin. Effects of sex hormones, renal and hepatic disease. Clin Pharmacol Ther. 1974; 15: 276-82.
3) Wallace S, Brodie MJ. Decreased drug binding in serum from patients with chronic hepatic disease. Eur J Clin Pharmacol. 1976; 9: 429-32.
4) Tiula E, Haapanen EJ, Neuvonen PJ. Factors affecting serum protein binding of phenytoin, diazepam and propramolol in acute renal diseases. Int J Clin Pharmacol Ther Toxicol. 1987; 25: 469-75.
5) Tobler A, Hösli R, Mühlebach S, et al. Free phenytoin assessment in patients: measured versus calculated blood serum levels. Int J Clin Pharm. 2016; 38: 303-9.

## CQ1-8 腎機能障害患者では TDM が推奨されるか。

**Answer**

通常の総濃度の TDM を行うことが強く推奨される。　　　　　　　　　　　　　　　　　[推奨度 A]
必要に応じて，遊離形濃度の TDM を考慮する。

[Explanation]

　フェニトインの未変化体の尿中排泄は 0.4〜1.2％であるため[1]，腎機能の変化によって直接フェニトイン尿中排泄率は変化しない。しかし，フェニトインのタンパク結合率は成人で 90％程度と高い。腎疾患時にはタンパク結合率が正常時に比べて低下しているため，総濃度が目標血中濃度域に入っている場合でも遊離形濃度は目標血中濃度域を超えている場合もあるので，総濃度の解釈には注意が必要で，遊離形濃度の測定を必要時に行う。

　腎障害における遊離形フェニトイン濃度の変化に関して以下の報告がある。ネフローゼ症候群では血漿中アルブミン濃度が減少することでタンパク結合率が低下し，遊離形フェニトイン濃度が増加するため，代謝および組織移行によって結果的に血中総フェニトイン濃度が低下する[2]。また，腎不全時にはビリルビンの尿中排泄が低下することにより，血中のビリルビン量が過度に増加し，フェニトインのタンパク結合を阻害することで，遊離形フェニトイン濃度が上昇する[3,4]。さらに，腎不全により血漿アルブミンに対するフェニトインの結合親和性が低下し，遊離形フェニトイン濃度が上昇することが示されている[5]。

[参考文献]
1) Borgå O, Hoppel C, Odar-Cederlöf I, et al. Plasma levels and renal excretion of phenytoin and its metabolites in patients with renal failure. Clin Pharmacol Ther. 1979; 26: 306-14.
2) Tiula E, Haapanen EJ, Neuvonen PJ. Factors affecting serum protein binding of phenytoin, diazepam and propramolol in acute renal diseases. Int J Clin Pharmacol Ther Toxicol. 1987; 25:

469-75.
3) Reidenberg MM, Odar-Cederlöf I, von Bahr C, et al. Protein binding of diphenylhydantoin and desmethylimipramine in plasma from patients with poor renal function. N Engl J Med. 1971; 285: 264-7.
4) Hooper WD, Bochner F, Eadie MJ, et al. JH. Plasma protein binding of diphenylhydantoin. Effects of sex hormones, renal and hepatic disease. Clin Pharmacol Ther. 1974; 15: 276-82.
5) UpToDate Pharmacodynamics/Kinetics

## CQ1-9　透析患者では TDM が推奨されるか。

**Answer**

透析の影響は受けないため，通常の TDM を行うことが強く推奨される。　　［推奨度 A］

[ Explanation ]

　フェニトインは分布容積は小さいがタンパク結合率が高いため，投与量の 2～4％しか除去されないことが報告されている[1]。経時的に採取した透析液中に 1～2 μg/mL 存在していたが，血漿中フェニトイン濃度に変化はなかった[2]。

　腹膜透析によるフェニトインの除去に関する報告では，持続携帯式腹膜透析は，結合形分率を 85％から 83％に低下し，遊離形フェニトイン濃度を約 2％増加する程度であり，臨床上問題とならない[3,4]。

[ 参考文献 ]
1) Martin E, Gambertoglio JG, Adler DS, et al. Removal of phenytoin by hemodialysis in uremic patients. JAMA. 1977; 238: 1750-3.
2) Rubinger D, Levy M, Roll D, et al. Inefficiency of haemodialysis in acute phenytoin intoxication. Br J Clin Pharmacol. 1979; 7: 405-7.
3) Belpaire FM, Van de Velde EJ, Fraeyman NH, et al. Influence of continuous ambulatory peritonael dialysis on serum alpha 1-acid glycoprotein concentration and drug binding. Eur J Clin Pharmacol. 1988; 35: 339-43.
4) Czajka PA, Anderson WH, Christoph RA, et al. A pharmacokinetic evaluation of peritoneal dialysis for phenytoin intoxication. J Clin Pharmacol. 1980; 20: 565-9.

## CQ1-10　妊婦では TDM が推奨されるか。

**Answer**

TDM を行うことが強く推奨されるが，総濃度に基づく画一的な増量はすべきでない。
　　［推奨度 A］

[ Explanation ]

　妊娠中のフェニトインクリアランスは，非妊娠時と比較して約2倍に上昇する[1]。また，妊娠中はCYP2C9の活性が上昇することが報告されている[2]。妊娠中のタンパク結合率が低下することが報告されている[3]ことから，可能であれば遊離形フェニトイン濃度を測定することが望ましい。

　妊娠時は非妊娠時に比べててんかん症状が変わる可能性があるため，血中濃度のみならず発作状況に合わせて慎重に用量を判断する。

　フェニトインは，ADEC基準の胎児危険度分類において，カテゴリーD（ヒト胎児の奇形や不可逆的な障害の発生頻度を増す，または，増すと疑われる，またはその原因と推測される薬）に分類される。

[ 参考文献 ]

1) Lander CM, Smith MT, Chalk JB, et al. Bioavailability and pharmacokinetics of phenytoin during pregnancy. Eur J Clin Pharmacol. 1984; 27: 105-10.
2) Anderson GD. Pregnancy-induced changes in pharmacokinetics: a mechanistic-based approach. Clin Pharmacokinet. 2005; 44: 989-1008.
3) Tomson T, Lindbom U, Ekqvist B, et al. Epilepsy and pregnancy: a prospective study on sezure control in relation to free and total concentrations of carbamazepine and phenytoin. Epilepsia. 1994; 35: 122-30.

## CQ 1-11　血中濃度値の背景因子として代謝酵素やトランスポーターをコードする遺伝子検査は推奨されるか。

**Answer**

主代謝酵素CYP2C9の活性低下変異アレルの発現頻度は日本人では低いため，CYP2C9の遺伝子検査は推奨されない。　　　　　　　　　　　　　　　　　　　　　　　[推奨度 D]

[ Explanation ]

　フェニトインは主にCYP2C9で代謝され，変異アレル *CYP2C9*2* と *CYP2C9*3* は酵素活性が低下しており，IM（*1/*2，*1/*3）およびPM（*2/*2，*3/*3，*2/*3）ではEM（*1/*1）に比べてフェニトインの血中濃度が高いことが報告されている[1]。Clinical Pharmacogenetics Implementation Consortium（CPIC）によるCYP2C9とHLA-Bの遺伝子型に基づくフェニトイン投与ガイドラインでは，中毒性表皮壊死融解症（Toxic Epidermal Necrolysis；TEN）や皮膚粘膜眼症候群（Stevens-Johnson症候群）の発現を防ぐために，CYP2C9のIMとPMにおいては開始用量の減量を考慮し，維持用量はTDMおよび有効性と毒性の評価により決定することが推奨されている[2]。しかしながら欧米ではCYP2C9のIMとPMが約30～40％の割合で存在するのに対し日本では4.5％と少ないことから，日本においてはCYP2C9遺伝子検査よりも投与初期から

の適切な TDM が強く推奨される。

　一方，CYP2C19 の IM と PM は欧米に比べて日本では高い頻度で存在するが，フェニトインの代謝における CYP2C19 の寄与が低いことから，その遺伝子検査は不要である。

[ 参考文献 ]
1) Ozkaynakci A, Gulcebi MI, Ergec D, et al. The effect polymorphic metabolism enzymes on serum phenytoin level. Nurol Sci. 2015; 36: 397-401.
2) Caudle KE, Rettie AE, Whirl-Carrillo M, et al. Clinical pharmacogenetics implementation consortium guidelines for *CYP2C9* and *HLA-B* genotypes and phenytoin dosing. Clin Pharmacol Ther. 2014; 96: 542-8.

## CQ1-12　ホスフェニトインの TDM は推奨されるか。

**Answer**

ホスフェニトインが投与されているすべての患者においてフェニトインの TDM は強く推奨される。　　　　　　　　　　　　　　　　　　　　　　　　　　　[推奨度 A]

[ Explanation ]

　ホスフェニトインはフェニトインの水溶性プロドラッグであり，投与後にアルカリホスファターゼにより加水分解されてフェニトインとなり薬理作用を発揮する。初回投与時より随時 TDM を行い，過量投与とならないよう注意する。初回投与時に神経症状などが発現した患者では，TDM を行うとともに維持投与速度の減速を考慮する。なお，ホスフェニトイン（静脈注射）終了後 2 時間以降に TDM を行う。

　免疫学的測定法による測定において，ホスフェニトインはフェニトインと交差反応性を示すため，投与終了後 2 時間以内はフェニトインの血中濃度が過大評価される可能性がある[1-3]。

[ 参考文献 ]
1) Cwik MJ, Liang M, Deyo K, et al. Simultaneous rapid high-performance liquid chromatographic determination of phenytoin and its prodrug, fosphenytoin in human plasma and ultrafiltrate. J Chromatogr B Biomed Sci Appl. 1997; 693: 407-14.
2) Hussey EK, Dukes GE, Messenheimer JA, et al. Evaluation of the pharmacokinetic interaction between diazepam and ACC9653 (a phenytoin prodrug) in healthy male volunteers. Pharm Res. 1990; 7: 1172-6.
3) Datta P, Dasgupta A. Cross-reactivity of fosphenytoin in four phenytoin immunoassays. Clin Chem. 1998; 44: 696-7.

# 2. フェノバルビタール (PB)

### CQ 2-1 定常状態でのトラフ濃度の TDM は推奨されるか。

**Answer**

投与開始後もしくは投与量変更後 2〜3 週間以降にトラフ濃度の TDM を行うことが強く推奨される。　　　　　　　　　　　　　　　　　　　　　　　　　　　　　　　　　　［推奨度 A］

[Explanation]

通常，成人での消失半減期は 53〜118 時間とされているため，2〜3 週間（消失半減期の約 5 倍）後には定常状態に到達する[1, 2]。定常状態に達していれば，消失半減期が長く，血中濃度の日内変動は無視できるため，どの時間帯で TDM を行っても問題はないが，通常はトラフ濃度を測定する[1]。

[参考文献]

1) Patsalos PN, Berry DJ, Bourgeois BF, et al. Antiepileptic drugs—best practice guidelines for therapeutic drug monitoring: a position paper by the subcommission on therapeutic drug monitoring, ILAE Commission on Therapeutic Strategies. Epilepsia. 2008; 49: 1239-76.
2) UpToDate Pharmakodynamics/Kinetics

### CQ 2-2 推奨される目標血中濃度はどれくらいか。

**Answer**

10〜40 µg/mL。　　　　　　　　　　　　　　　　　　　　　　　　　　　　　　　　　　　　　　［推奨度 A］

[Explanation]

2008 年の ILAE 抗てんかん薬 TDM ベストプラクティスガイドライン[1]では目標血中濃度が 10〜40 µg/mL と示されている。血中濃度と有効性に関する主な報告を表 2 に示す[2-10]。

血中濃度と鎮静作用の関係は，耐性の発現状況によって変化する。血中濃度が 30〜50 µg/mL を超えると鎮静傾向が強まり，70 µg/mL を超えると昏睡に至る危険性が増すが[5]，治療開始直後は，これらの値よりはるかに低い濃度で嗜眠が現れるとされる[6]。フェノバルビタール投与開始初日（血中濃度 5 µg/mL）に強い眠気を訴えたが，投与開始 12 日目（血中濃度 24 µg/mL）には消失したとの報告がある[11]。

**表2 血中濃度と有効性に関する主な報告**

| 研究者 | 発表年 | 対象数（例） | 有効血中濃度（µg/mL） | 併用抗てんかん薬 | 調査期間 | 有効性の指標 | 主な副作用と発現濃度（µg/mL） |
|---|---|---|---|---|---|---|---|
| Fröscher W[2] | 1981 | 127 | 15〜40 | プリミドン、カルバマゼピン、エトスクシミド、フェニトイン、バルプロ酸 | 1年間 | 発作回数 | ― |
| Jannuzzi G[3] | 2000 | 180 | 15〜40 | プリミドン、カルバマゼピン、フェニトイン、バルプロ酸 | 2年間 | 発作回数 | ― |
| Buchthal F[4] | 1968 | 13 | 平均10.0（3〜22） | フェニトイン | 1カ月間 | 脳波上の発作頻度を90％抑制 | 疲労感（32） |
| Livingston S[5] | 1975 | 数千検体 | 10〜30 | フェニトイン | 12年間 | 主治医による判断 | 嗜眠（30〜50）昏睡（70〜） |
| Feely M[6] | 1980 | 13 | 下限値10.0 | ― | 15カ月間 | 発作頻度半減以上 | 鎮静（16.0〜20.0） |
| Schmidt D[7] | 1984 | 20 | 平均24.5（3〜43） | ― | 1年間以上 | 発作消失 | ― |
| Schmidt D[8] | 1986 | 16 | 全般性強直間代発作18±10、単純・複雑部分発作38±6 | ― | 平均29カ月間（14〜84カ月間） | 1年間発作消失 | ― |
| Larkin JG[9] | 1991 | 26 | 10〜40 | プリミドン、カルバマゼピン、フェニトイン、バルプロ酸 | 1年間 | 主治医による判断 | ― |
| Feldman RG[10] | 1976 | 25 | 平均5.8±4.5（1.3〜15.5） | フェニトイン | 12年間 | 2年以上発作消失 | ― |

急性フェノバルビタール中毒患者（46歳，血中濃度132.5μg/mL）が呼吸抑制状態に陥った事例が報告されている[12]。

認知症のある高齢者は，強い鎮静が出現するなどフェノバルビタールに対する忍容性が低下している場合が多いので，投与は避けるべきである[13]。

[参考文献]

1) Patsalos PN, Berry DJ, Bourgeois BF, et al. Antiepileptic drugs—best practice guidelines for therapeutic drug monitoring: a position paper by the subcommission on therapeutic drug monitoring, ILAE Commission on Therapeutic Strategies. Epilepsia. 2008; 49: 1239-76.
2) Fröscher W, Eichelbaum M, Gugler R, et al. A prospective randomised trial on the effect of monitoring plasma anticonvulsant levels in epilepsy. J Neurol. 1981; 224: 193-201.
3) Jannuzzi G, Cian P, Fattore C, et al. A multicenter randomized controlled trial on the clinical impact of therapeutic drug monitoring in patients with newly diagnosed epilepsy. The Italian TDM Study Group in Epilepsy. Epilepsia. 2000; 41: 222-30.
4) Buchthal F, Svensmark O, Simonsen H. Relation of EEG and seizures to phenobarbital in serum. Arch Neurol. 1968; 19: 567-72.
5) Livingston S, Berman W, Pauli LL. Anticonvulsant drug blood levels. JAMA. 1975; 232: 60-2.
6) Feely M, O'Callagan M, Duggan B, et al. Phenobarbitone in previously untreated epilepsy. J Neurol Neurosurg Psychiatry. 1980; 43: 365-8.
7) Schmidt D, Haenel F. Therapeutic plasma levels of phenytoin, phenobarbital, and carbamazepine: individual variation in relation to seizure frequency and type. Neurology. 1984; 34: 1252-5.
8) Schmidt D, Einicke I, Haenel F, et al. The influence of seizure type on the efficacy of plasma concentrations of phenytoin, phenobarbital, and carbamazepine. Arch Neurol. 1986; 43: 263-5.
9) Larkin JG, Herrick AL, McGuire GM, et al. Antiepileptic drug monitoring at the epilepsy clinic: a prospective evaluation. Epilepsia. 1991; 32: 89-95.
10) Feldman RG, Pippenger CE. The relation of anticonvulsant drug levels to complete seizure control. J Clin Pharmacol. 1976; 16: 51-9.
11) Butler TC, Mahaffee C, Waddell WJ. Phenobarbital: studies of elimination, accumulation, tolerance, and dosage schedules. J Pharmacol Exp Ther. 1954; 111: 425-35.
12) Whiting EG Jr, Barrett O Jr, Inmon TW. Treatment of barbiturate poisoning. The use of peritoneal dialysis. Calif Med. 1965; 102: 367-9.
13) Jenssen S, Schere D. Treatment and management of epilepsy in the elderly demented patient. Am J Alzheimers Dis Other Demen. 2010; 25: 18-26.

## CQ 2-3　推奨される測定法は何か。

### Answer

免疫学的測定法が繁用されている。　　　　　　　　　　　　　　　　　　　　[推奨度 A]

[Explanation]

わが国で体外診断用医薬品として承認されている免疫学的測定キットを表3に示す。

繁用されている免疫学的測定法においては，血清または血漿として0.5〜2.0 mL必要であり，頻回採血が必要となった場合，循環血液量の少ない新生児の測定には不向きで

**表3 フェノバルビタールの免疫学的測定キット**

| 測定法 | 販売名 | 製造販売元 | LLOQ (μg/mL) |
|---|---|---|---|
| CLEIA | シーメンス・イムライズ フェノバルビタールⅡ 2000 | シーメンスヘルスケア・ダイアグノスティクス | 5.0 |
| CLIA | アーキテクト® ・フェノバルビタール ST | アボット ジャパン | 1.1 |
| CLIA | ケミルミ ACS-E フェノバルビタール | シーメンスヘルスケア・ダイアグノスティクス | 0.4 |
| HEIA | エミット® 2000 フェノバルビタール アッセイ | シーメンスヘルスケア・ダイアグノスティクス | 5.0 |
| LA | コバス® 試薬 フェノバルビタールⅡ | ロシュ・ダイアグノスティックス | 2.4 |
| LA | シンクロンシステム フェノバルビタール試薬 | ベックマン・コールター | 5.0 |
| LA | ナノピア® TDM フェノバルビタール | 積水メディカル | 0.8 |
| PETINIA | フレックスカートリッジ フェノバルビタール (N) PHNO (DF60) | シーメンスヘルスケア・ダイアグノスティクス | 1.0 |
| PETINIA | フレックスカートリッジ フェノバルビタール (N) PHNO (K4060) | シーメンスヘルスケア・ダイアグノスティクス | 2.1 |

ある。Dried blood spot 法を用いた LC-MS/MS は 20 μL の全血試料で測定が可能である[1]。

[参考文献]
1) la Marca G, Malvagia S, Filippi L, et al. A new rapid micromethod for the assay of phenobarbital from dried blood spots by LC-tandem mass spectrometry. Epilepsia. 2009; 50: 2658-62.

## CQ 2-4　代謝物の TDM は推奨されるか。

代謝物は活性を有さないため，TDM は推奨されない。　　　　　　　　　　[推奨度 D]

[Explanation]

　主に肝臓で酸化的水酸化を経て代謝され，不活性な代謝物である p-ヒドロキシフェノバルビタールに変換され，さらにそのグルクロン酸抱合体として尿中に排泄される[1-4]。p-水酸化には主に CYP2C9 および一部 CYP2C19，CYP2E1 が関与する。代謝物に活性は認められないため[3]，代謝物の測定の必要はない。

[ 参考文献 ]
1) Whyte MP, Dekaban AS. Metabolic fate of phenobarbital. A quantitative study of *p*-hydroxyphenobarbital elimination in man. Drug Metab Dispos. 1977; 5: 63-70.
2) Tang BK, Kalow W, Grey AA. Metabolic fate of phenobarbital in man. N-Glucoside formation. Drug Metab Dispos. 1979; 7: 315-8.
3) Dingemanse J, van Bree JB, Danhof M. Pharmacokinetic modeling of the anticonvulsant action of phenobarbital in rats. J Pharmacol Exp Ther. 1989; 249: 601-8.
4) Bernus I, Dickinson RG, Hooper WD, et al. Urinary excretion of phenobarbitone and its metabolites in chronically treated patients. Eur J Clin Pharmacol. 1994; 46: 473-5.

## CQ 2-5　効果不十分もしくは副作用発現時の TDM は推奨されるか。

### Answer

いずれの場合も TDM を行うことが強く推奨される。　　　　　　　　　　　　[推奨度 A]

[ Explanation ]

　目標血中濃度を外れる場合は TDM に基づき用量を調節する。目標血中濃度内にもかかわらず効果不十分の場合は，他の抗てんかん薬への変更もしくは他の抗てんかん薬との併用を考慮する。副作用発現時は，TDM に基づく減量・休薬あるいは他の抗てんかん薬の併用を再考する。

## CQ 2-6　薬物相互作用を考慮した TDM は推奨されるか。

### Answer

薬物相互作用に伴う本薬の血中濃度変動に関する科学的根拠は十分ではないが，一部の薬剤では考慮する。　　　　　　　　　　　　　　　　　　　　　　　　　[推奨度 C1]

[ Explanation ]

　薬物代謝酵素（CYP2C9，CYP2C19，CYP2E1）の阻害・誘導作用を有する薬物と併用した場合，フェノバルビタールの血中濃度が増減する可能性がある。また，他の抗てんかん薬を併用する場合には併用薬の血中濃度の低下に注意する[1-3]。

　フェノバルビタール単独投与時とバルプロ酸併用時のフェノバルビタールの消失半減期を比較したところ，併用時（142.1±25.3 時間）は非併用時（96.0±13.2 時間）に比べて約 1.5 倍延長したことが報告されている（6 例）[4]。また，79 例の日本人を対象にした薬物動態解析の結果，バルプロ酸併用によりフェノバルビタールのクリアランスが 32％低下したことが報告されている[5]。

[ 参考文献 ]
1) Patsalos PN, Fröscher W, Pisani F, et al. The importance of drug interactions in epilepsy

therapy. Epilepsia. 2002; 43: 365-85.
2) Johannessen SI, Landmark CJ. Antiepileptic drug interactions - principles and clinical implications. Curr Neuropharmacol. 2010; 8: 254-67.
3) Zaccara G, Perucca E. Interactions between antiepileptic drugs, and between antiepileptic drugs and other drugs. Epileptic Disord. 2014; 16: 409-31.
4) Patel IH, Levy RH, Cutler RE. Phenobarbital-valproic acid interaction. Clin Pharmacol Ther. 1980; 27: 515-21.
5) Goto S, Seo T, Murata T, et al. Population estimation of the effects of cytochrome P450 2C9 and 2C19 polymorphisms on phenobarbital clearance in Japanese. Ther Drug Monit. 2007; 29: 118-121.

## CQ 2-7 肝機能障害患者では TDM が推奨されるか。

### Answer
通常の TDM を行うことが強く推奨される。　　　　　　　　　　　　　　　　　[推奨度 A]

### [ Explanation ]

　フェノバルビタールの消失半減期は，健康成人（8 例）では 86±3 時間に対して肝硬変患者（9 例）では 130±15 時間と有意に延長したが，ウイルス性急性肝炎患者（8 例）では，健康成人と比べて有意ではなかった（中央値 104 時間）[1]。また，健康成人の血中濃度は 52±2 μg/mL，肝硬変患者の血中濃度は 74±5 μg/mL であった（0.85 mg/kg/day，5 日間連続投与）[1]。この研究の肝硬変患者の平均血清ビリルビン値は 2.19 mg/dL（0.8～6.0 mg/dL），平均血清アルブミン値は 3.33 g/dL（2.2～3.9 g/dL）であった。全例に静脈瘤を認め，6 例に腹水，3 例に脳症を認めた。

### [ 参考文献 ]
1) Alvin J, McHorse T, Hoyumpa A, et al. The effect of liver disease in man on the disposition of phenobarbital. J Pharmacol Exp Ther. 1975; 192: 224-35.

## CQ 2-8 腎機能障害患者では TDM が推奨されるか。

### Answer
通常の TDM を行うことが強く推奨される。　　　　　　　　　　　　　　　　　[推奨度 A]

### [ Explanation ]

　成人の尿中未変化体排泄率は 16～30％と報告により異なるが，未変化体の尿中への排泄割合は小さい[1-4]。腎機能低下による血中フェノバルビタール濃度への影響は検証されていないため不明である[5]。

[ 参考文献 ]

1) Alvin J, McHorse T, Hoyumpa A, et al. The effect of liver disease in man on the disposition of phenobarbital. J Pharmacol Exp Ther. 1975; 192: 224-35.
2) Whyte MP, Dekaban AS. Metabolic fate of phenobarbital. A quantitative study of p-hydroxyphenobarbital elimination in man. Drug Metab Dispos. 1977; 5: 63-70.
3) Boréus LO, Jalling B, Kållberg N. Phenobarbital metabolism in adults and in newborn infants. Acta Paediatr Scand. 1978; 67: 193-200.
4) Bernus I, Dickinson RG, Hooper WD, et al. Urinary excretion of phenobarbitone and its metabolites in chronically treated patients. Eur J Clin Pharmacol. 1994; 46: 473-5.
5) Anderson GD, Hakimian S. Pharmacokinetic of antiepileptic drugs in patients with hepatic or renal impairment. Clin Pharmacokinet. 2014; 53: 29-49.

## CQ 2-9　透析患者では TDM が推奨されるか。

**Answer**

透析直前に TDM を行うことが強く推奨される。　　　　　　　　　　　　　　　[推奨度 A]

[ Explanation ]

　フェノバルビタールの分子量は 232.24，成人における分布容積は 0.54～0.73 L/kg，タンパク結合率は 50～60％であることから，透析によって除去される[1]。急性フェノバルビタール中毒患者（79 歳，血中濃度 172.0 μg/mL）に対して 6 時間の透析を施行したところ，血中濃度は半減（80.5 μg/mL）し，続く 4 時間の透析により 46.4 μg/mL まで低下した事例が報告されている[2]。

　急性フェノバルビタール中毒患者（46 歳，血中濃度 132.5 μg/mL）に，36 時間の腹膜透析を 2 回施行（血中濃度 35.0 μg/mL）し，救命し得たケースが報告されている[3]。

　フェノバルビタール投与中の新生児（体重 4.5kg）に腹膜透析を施行したところ，1 回の腹膜透析で平均 1.21 mg 除去（平均腹膜透析クリアランス 6.36 mL/min/1.73 m$^2$）された[4]。他に，2 歳半のフェノバルビタール内服中の幼児に腹膜透析を施行したところ，24 時間で投与量の約 35％が除去されたケースが報告されている[5]。

[ 参考文献 ]

1) Lacerda G, Krummel T, Sabourdy C, et al. Optimizing therapy of seizures in patients with renal or hepatic dysfunction. Neurology. 2006; 67: S28-33.
2) Jacobs F, Brivet FG. Conventional haemodialysis significantly lowers toxic levels of phenobarbital. Nephrol Dial Transplant. 2004; 19: 1663-4.
3) Whiting EG Jr, Barrett O Jr, Inmon TW. Treatment of barbiturate poisoning. The use of peritoneal dialysis. Calif Med. 1965; 102: 367-9.
4) Chow-Tung E, Lau AH, Vidyasagar D, et al. Clearance of phenobarbital by peritoneal dialysis in a neonate. Clin Pharm. 1982; 1: 268-71.
5) Porto I, John EG, Heilliczer J. Removal of phenobarbital during continuous cycling peritoneal dialysis in a child. Pharmacotherapy. 1997; 17: 832-5.

## CQ 2-10 妊婦では TDM が推奨されるか。

**Answer**
TDM を行うことが強く推奨されるが，血中濃度に基づく画一的な増量はすべきでない。

[推奨度 A]

[ Explanation ]

　出産時の血中フェノバルビタール濃度は，妊娠前に比べて総濃度は 55％，遊離形濃度は 50％低下したとする報告がある[1]。

　妊娠時は非妊娠時に比べててんかん症状が変わる可能性があるため，血中濃度のみならず発作状況に合わせて慎重に用量を判断する。

　ADEC の胎児危険度分類では，カテゴリー D（ヒト胎児の奇形や不可逆的な障害の発生頻度を増す，または，増すと疑われる，またはその原因と推測される薬）となっている。

[ 参考文献 ]
1) Yerby MS, Friel PN, McCormick K, et al. Pharmacokinetics of anticonvulsants in pregnancy: alterations in plasma protein binding. Epilepsy Res. 1990; 5: 223-8.

## CQ 2-11 血中濃度値の背景因子として代謝酵素やトランスポーターをコードする遺伝子検査は推奨されるか。

**Answer**
主代謝酵素 CYP2C9 の活性低下変異アレルの発現頻度は日本人では低いため，CYP2C9 の遺伝子検査は推奨されない。

[推奨度 C2]

[ Explanation ]

　投与量の 40〜65％が肝臓で代謝され，その主代謝酵素は CYP2C9 であり，一部 CYP2C19 と CYP2E1 が関与している（CQ2-4 参照）。CYP2C9 と CYP2C19 は遺伝子多型が報告されており，発現頻度の高い変異アレル *CYP2C9\*2* と *CYP2C9\*3* および *CYP2C19\*2* と *CYP2C19\*3* はいずれも酵素活性が低下している。

　79 例の日本人てんかん患者における 260 点のフェノバルビタール血清中濃度による研究において，*CYP2C9\*1/\*3*（IM）のクリアランスは *CYP2C9\*1/\*1*（EM）に比べて 48％低く，また CYP2C19 の遺伝子多型には影響を受けないことが報告されている[1]。なお本研究では *CYP2C9\*1/\*3* はわずか 5 例であり，74 例は *CYP2C9\*1/\*1* であった。日本人においては CYP2C9 の IM と PM は合わせて 4.5％と少なく，遺伝子検査に基づく個別化投与の臨床アウトカムは明確ではない。

[ 参考文献 ]
1) Goto S, Seo T, Murata T, et al. Population estimation of the effects of cytochrome P450 2C9 and 2C19 polymorphisms on phenobarbital clearance in Japanese. Ther Drug Monit. 2007; 29: 118-21.

# 3. カルバマゼピン（CBZ）

## CQ 3-1　定常状態でのトラフ濃度の TDM は推奨されるか。

**Answer**
投与初期に代謝酵素の自己誘導が生じるため，自己誘導が完了する投与開始 2 週間以降を目途にトラフ濃度の TDM を行い，その後の投与量変更時は 1 週間以降に TDM を行いながら維持用量を決定することが強く推奨される。　　　　　　　　　　　　　　［推奨度 A］

[ Explanation ]

　カルバマゼピン投与初期には代謝酵素が自己誘導されるため，定常状態での消失半減期は投与開始時もしくは単回投与時より短い。定常状態における血中濃度は同量の単回投与から予想される濃度の 40〜50％程度低くなる[1]。したがって成人に対する承認用量は 200〜400 mg/day から開始し，通常 600 mg/day まで徐々に増量するとされている。自己誘導が完了し定常状態に到達する過程においては，増量に伴う血中濃度の上昇率が徐々に小さくなる頭打ち現象が認められる。

[ 参考文献 ]
1) Rapeport WG. Factors influencing the relationship between carbamazepine plasma concentration and its clinical effects in patients with epilepsy. Clin Neuropharmacol. 1985; 8: 141-9.

## CQ 3-2　推奨される目標血中濃度はどれくらいか。

**Answer**
4〜12 μg/mL。他の抗てんかん薬併用時は 4〜8 μg/mL。　　　　　　　　　　　　［推奨度 A］

[ Explanation ]

　単剤投与時の治療域は 4〜12 μg/mL と報告されている。なおフェニトイン，フェノバルビタール，バルプロ酸など他の抗てんかん薬を併用している患者ではカルバマゼピンの副作用が発現しやすいことから，4〜8 μg/mL を目標血中濃度とする。運動失調，めまい，眼振，頭痛，悪心などの中枢系副作用は用量依存性であり，一般に高濃度で発現するが，個人差が大きいため治療域においても発現する場合がある。単剤投与において 10 μg/mL を超えると鎮静が発現するとの報告がある[1]。

[ 参考文献 ]
1) Rapeport WG. Factors influencing the relationship between carbamazepine plasma concentration and its clinical effects in patients with epilepsy. Clin Neuropharmacol. 1985; 8: 141-9.

## CQ 3-3　推奨される測定法は何か。

**Answer**

免疫学的測定法が繁用されている。　　　　　　　　　　　　　　　　　[推奨度 A]

[ Explanation ]

　免疫学的測定法においては，活性代謝物であるカルバマゼピン-10, 11-エポキシドや類似構造を有する三環系抗うつ薬などとの交差反応性が知られている。わが国で体外診断用医薬品として承認されている免疫学的測定試薬の添付文書に記載されている交差反応率を表4に示す。またPETINIA法ではヒドロキシジンとセチリジンに対する高い交差反応性が報告されている[1]。自施設の測定法を把握したうえで，測定対象患者における交差反応性のある併用薬の服用状況を確認するとともに，結果が異常高値の場合には交差反応の可能性について考察を行う。

[ 参考文献 ]
1) Dasgupta A, Reyes MA, Davis BG, et al. Analytical performance evaluation of ADVIA Chemistry Carbamazepine_2 assay: minimal cross-reactivity with carbamazepine 10, 11-epoxide and none with hydroxyzine or cetirizine. J Clin Lab Anal. 2010; 24: 278-82.

## CQ 3-4　代謝物のTDMは推奨されるか。

**Answer**

主代謝物 10, 11-エポキシド体は未変化体と同等の抗てんかん作用を有するが，
その目標血中濃度は明確でないためTDMは推奨されない。　　　　　　[推奨度 C2]

[ Explanation ]

　活性代謝物 10, 11-エポキシド体のカルバマゼピンに対する血中濃度比は定常状態において成人では0.15[1]，新生児や幼児においては0.3[2]と報告されている。したがって，カルバマゼピン投与時の抗てんかん効果は主にカルバマゼピンによるものといえる。
　なお 10, 11-エポキシド体のタンパク結合率は50%であり，未変化体に比べて遊離形分率は高い。

表4 カルバマゼピンの免疫学的測定キット

| 測定法 | 販売名 | 製造販売元 | LLOQ (μg/mL) | 交差反応率 (%) カルバマゼピン-10,11-エポキシド | 10-ヒドロキシカルバマゼピン | アミトリプチリン | イミプラミン | ノルトリプチリン | プロトリプチリン | ジアゼパム | セチリジン | ヒドロキシジン |
|---|---|---|---|---|---|---|---|---|---|---|---|---|
| CLIA | アーキテクト®・カルバマゼピン ST | アボットジャパン | 2.0 | 3.9 | 1.2 | 0.0 | 0.0 | 0.2 | — | 0.0 | −0.7 | 8.2 |
| | ケミルミ ACS-カルバマゼピン | シーメンスヘルスケア・ダイアグノスティクス | 0.25 | 7.3 | — | 0.1 | 0.1 | 0.1 | 4.7 | 0.6 | — | — |
| EMIT | エミット® 2000 カルバマゼピンアッセイ | シーメンスヘルスケア・ダイアグノスティクス | 2.0 | 0.0 | — | 0.0 | — | — | — | — | — | — |
| LA | コバス®試薬 カルバマゼピン II | ロシュ・ダイアグノスティックス | 0.35 | 14.0 | 1.2 | 0.2 | 0.2 | 0.5 | — | 0.0 | — | — |
| | コバス®試薬 カルバマゼピン III | ロシュ・ダイアグノスティックス | 2.0 | 2.9 | 0.6 | 0.0 | 0.0 | 0.0 | — | 0.2 | — | — |
| | シンクロンシステム カルバマゼピン試薬 | ベックマン・コールター | 2.0 | — | — | — | — | — | — | — | — | — |
| PETINIA | ナノピア®TDM カルバマゼピン | 積水メディカル | 0.4 | 31.6 | — | 6.0 | 1.5 | 24.2 | — | 0.2 | — | — |
| | フレックスカートリッジ カルバマゼピン (N) CRBM | シーメンスヘルスケア・ダイアグノスティクス | 0.5 | 交差反応性あり | — | — | — | 10 未満 | — | 10 未満 | 交差反応性あり | 交差反応性あり |

[参考文献]
1) Eichelbaum M, Ekbom K, Bertilsson L, et al. Plasma kinetics of carbamazepine and its epoxide metabolite in man after single and multiple doses. Eur J Clin Pharmacol. 1975; 8: 337-41.
2) Riva R, Contin M, Albani F, et al. Free and total serum concentrations of carbamazepine and carbamazepine-10, 11-epoxide in infancy and childhood. Epilepsia. 1985; 26: 320-2.

## CQ 3-5 効果不十分もしくは副作用発現時の TDM は推奨されるか。

### Answer

いずれの場合も TDM を行うことが強く推奨される。　　　　　　　　　　　[推奨度 A]

[Explanation]

目標血中濃度を外れる場合は TDM に基づき用量を調節する。目標血中濃度内にもかかわらず効果不十分の場合は，他の抗てんかん薬への変更もしくは他の抗てんかん薬との併用を考慮する。副作用発現時は，TDM に基づく減量・休薬あるいは他の抗てんかん薬の併用を再考する。

## CQ 3-6 薬物相互作用を考慮した TDM は推奨されるか。

### Answer

CYP3A4 の阻害薬および誘導薬との併用時には TDM を行うことが強く推奨される。
　　　　　　　　　　　　　　　　　　　　　　　　　　　　　　　　　　[推奨度 A]

[Explanation]

CYP3A4 阻害薬であるエリスロマイシン併用の影響が検討された 7 例の健康成人によるクロスオーバー試験（カルバマゼピン投与量 300〜400 mg/day，エリスロマイシン投与量 1,000 mg/day）では，カルバマゼピンの定常状態の CL/F が非併用時では 17.1±5.7 mL/min であるのに対し，併用時では 13.1±4.9 mL/min であり，有意な減少が認められた[1]。

CYP3A4 のみならず CYP1A2 や CYP2D6 なども阻害するシメチジン併用の影響が検討された 8 例の健康成人によるクロスオーバー試験（カルバマゼピン投与量 600 mg/day，シメチジン投与量 1,200 mg/day）では，併用によるカルバマゼピン AUC の有意な上昇（非併用時 314±79 μg·h/mL，併用時 394±76 μg·h/mL）と消失半減期の有意な延長（非併用時 34.7±8 h，併用時 40.9±10.1 h）が確認された[2]。

カルバマゼピン投与中のてんかん患者において，CYP3A4 を阻害するフルボキサミン投与開始後に発現した悪心・嘔吐とカルバマゼピン濃度の上昇に対して，カルバマゼピンの減量やフルボキサミンの用量調節を行った 3 例の症例報告がある[3]。

てんかん患者を対象に CYP3A4 の誘導薬であるフェノバルビタール併用の影響が検

討されたところ，カルバマゼピン単剤投与の9例（カルバマゼピン投与量 14.4±5.6 mg/kg/day）の定常状態での CL/F が 3.28±1.12 L/h であったのに対し，フェノバルビタールが併用されている9例（カルバマゼピン投与量 18.9±6.5 mg/kg/day，フェノバルビタール投与量 2.58±0.74 mg/kg/day）の CL/F は 5.10±1.18 L/h であり，併用患者ではカルバマゼピンのクリアランスが大きかった[4]。

[参考文献]

1) Miles MV, Tennison MB. Erythromycin effects on multiple-dose carbamazepine kinetics. Ther Drug Monit. 1989; 11: 47-52.
2) Dalton MJ, Powell JR, Messenheimer JA Jr. The influence of cimetidine on single-dose carbamazepine pharmacokinetics. Epilepsia. 1985; 26: 127-30.
3) Fritze J, Unsorg B, Lanczik M. Interaction between carbamazepine and fluvoxamine. Acta Psychiatr Scand. 1991; 84: 583-4.
4) Sennoune S, Iliadis A, Bonneton J, et al. Steady state pharmacokinetics of carbamazepine-phenobarbital interaction in patients with epilepsy. Biopharm Drug Dispos. 1996; 17: 155-64.

## CQ 3-7 肝機能障害患者では TDM が推奨されるか。

### Answer
通常の TDM を行うことが強く推奨される。　　　　　　　　　　　　　　　　　[推奨度 A]

[Explanation]

カルバマゼピンは肝代謝型薬物であるため，肝機能低下時には肝クリアランスが低下する可能性があり，これに伴い未変化体の血中濃度増加が予想される。しかし，肝機能低下時における薬物動態と薬効に関する十分な知見は得られていない。

## CQ 3-8 腎機能障害患者では TDM が推奨されるか。

### Answer
通常の TDM を行うことが強く推奨される。　　　　　　　　　　　　　　　　　[推奨度 A]

[Explanation]

未変化体ならびに 10, 11-エポキシド体の尿中排泄率は 1～2％であることから，腎機能低下患者において両者の血中濃度が有意に変化するとは考えられない。

## CQ 3-9 透析患者では TDM が推奨されるか。

### Answer

透析の有無にかかわらず，通常の TDM を行うことが強く推奨される。　　　　　[推奨度 A]

[ Explanation ]

　カルバマゼピンのタンパク結合率は比較的高いので，血液透析で除去される割合は小さいと考えられる。よって通常の定常状態トラフの TDM を行う。

　一方で透析時は非透析時に比べてクリアランスが2倍になるという報告[1]があるが，透析時間は短い（3～5時間）ことから影響は少ない。

[ 参考文献 ]
1) Lee CS, Wang LH, Marbury TC, et al. Hemodialysis clearance and total body elimination of carbamazepine during chronic hemodialysis. Clin Toxicol. 1980; 17: 429-38.

## CQ 3-10 妊婦では TDM が推奨されるか。

### Answer

TDM を行うことが強く推奨されるが，血中濃度に基づく画一的な増量はすべきでない。
　　　　　[推奨度 A]

[ Explanation ]

　妊婦における TDM はてんかん発作防止上有益とされている[1]。一般に妊婦では分布容積の増加に伴う血中薬物濃度の低下が認められるが，血中アルブミン濃度の低下に伴い遊離形分率が上昇するため，目標血中濃度以下の場合も増量はせずに経過観察を行う。なおカルバマゼピンでは未変化体と 10, 11- エポキシド体の血漿中濃度比が妊娠中でも大きく変動しないことが報告されている[2,3]。カルバマゼピンは胎盤を通過することから，ADEC による妊婦投与カテゴリー分類は D（ヒト胎児の奇形や不可逆的な障害の発生頻度を増す，または，増すと疑われる，またはその原因と推測される薬）とされており，患者の利益と危険性を考慮したうえで使用する。投与量は 400 mg/day 以下が望ましいとされている[1]。

[ 参考文献 ]
1) 兼子直，管るみ子，田中正樹，他．てんかんをもつ妊娠可能年齢の女性に対する治療ガイドライン．てんかん研究．2007; 25: 27-31.
2) Battino D, Binelli S, Bossi L, et al. Plasma concentrations of carbamazepine and carbamazepine 10, 11-epoxide during pregnancy and after delivery. Clin Pharmacokinet. 1985; 10: 279-84.

3) Tomson T, Lindbom U, Ekqvist B, et al. Disposition of carbamazepine and phenytoin in pregnancy. Epilepsia. 1994; 35: 131-5.

## CQ 3-11 血中濃度値の背景因子として代謝酵素やトランスポーターをコードする遺伝子検査は推奨されるか。

### Answer

代謝酵素やトランスポーターの遺伝子多型と血中濃度に関する十分なエビデンスは存在しないため，推奨されない。

[推奨度 C2]

### [Explanation]

　韓国や中国におけるてんかん患者での検討において CYP3A5 および ABCB1 の遺伝子型と定常状態の血中カルバマゼピン濃度の相関性が報告されている[1-3]。しかし，カルバマゼピンの血中濃度に影響を及ぼすさまざまな因子のなかで，これら遺伝子型が規定因子であると確定された報告はなく，遺伝子型に基づく投与設計も存在していない。また，CYP3A の活性は遺伝子多型のみならず併用薬などの環境因子により影響を受けるため，一般に CYP3A の遺伝子多型と血中薬物濃度の関係は不確かとされている。

　一方，薬物動態関連遺伝子ではないが，日本人を対象としたレトロスペクティブなゲノムワイド関連解析において，カルバマゼピンによる皮膚粘膜眼症候群，中毒性表皮壊死融解症および過敏症症候群などの重症薬疹発症例のうち，HLA-A*3101 保有者は 58％（45/77 例）であり，重症薬疹を発症しなかった集団の HLA-A*3101 保有者は 13％（54/420 例）であった[4]。なお漢民族（Han-Chinese）を祖先にもつ患者では，カルバマゼピンによる皮膚粘膜眼症候群および中毒性表皮壊死融解症発症例のうち，ほぼ全例が HLA-B*1502 保有者であったことが報告されているが[5, 6]，日本人においては HLA-B*1502 保有との明らかな関連性は認められていない[4]。HLA-A*3101 アレルの発現頻度は日本人においては 0.071〜0.120 であり，HLA-B*1502 アレル頻度は漢民族で 0.019〜0.124，日本人では 0.001 との報告がある[7]。

### [参考文献]

1) Park PW, Seo YH, Ahn JY, et al. Effect of CYP3A5*3 genotype on serum carbamazepine concentrations at steady-state in Korean epileptic patients. J Clin Pharm Ther. 2009; 34: 569-74.
2) Meng H, Guo G, Ren J, et al. Effects of ABCB1 polymorphisms on plasma carbamazepine concentrations and pharmacoresistance in Chinese patients with epilepsy. Epilepsy Behav. 2011; 21: 27-30.
3) Wang P, Yin T, Ma HY, et al. Effects of CYP3A4/5 and ABCB1 genetic polymorphisms on carbamazepine metabolism and transport in Chinese patients with epilepsy treated with carbamazepine in monotherapy and biotherapy. Epilepsy Res. 2015; 117: 52-7.
4) Ozeki T, Mushiroda T, Yowang A, et al. Genome-wide association study identifies HLA-A*3101 allele as a genetic risk factor for carbamazepine-induced cutaneous adverse drug reactions in

Japanese population. Hum Mol Genet. 2011; 20: 1034-41.
5) Chung WH, Hung SI, Hong HS, et al. Medical genetics: a marker for Stevens-Johnson syndrome. Nature. 2004; 428: 486.
6) Hung SI, Chung WH, Jee SH, et al. Genetic susceptibility to carbamazepine-induced cutaneous adverse drug reactions. Pharmacogenet Genomics. 2006; 16: 297-306.
7) Middleton D, Menchaca L, Rood H, et al. New allele frequency database: http://www.allelefrequencies.net. Tissue Antigens. 2003; 61: 403-7.

# 4. バルプロ酸（VPA）

## CQ 4-1　定常状態でのトラフ濃度の TDM は推奨されるか。

**Answer**
投与開始後もしくは投与量変更後 3～5 日以降にトラフ濃度の TDM を行うことが強く推奨される。　　　　　　　　　　　　　　　　　　　　　　　　　[推奨度 A]

[ Explanation ]

　単剤投与時のバルプロ酸の消失半減期は，通常製剤（腸溶錠）で 9～17 時間，徐放性製剤で 10～20 時間程度であるため，それぞれ定常状態に到達する投与開始後または投与量変更後の 3～5 日以降にトラフ濃度を測定する[1-4]。バルプロ酸はフェニトイン，フェノバルビタール，カルバマゼピンなど酵素誘導作用をもつ薬物との併用により消失半減期が短縮するため，状況に応じて早めの測定も考慮する。

[ 参考文献 ]
1) Gugler R, Schell A, Eichelbaum M, et al. Disposition of valproic acid in man. Eur J Clin Pharmacol. 1977; 12: 125-32.
2) 小林智，毛利郁二，山地幸雄，他．バルプロ酸ナトリウム徐放性製剤（KW-6066N）の健常人における薬物動態．臨床薬理．1994; 2: 419-28.
3) Tanikawa K, Matsumoto Y, Matsumoto M, et al. Population pharmacokinetic parameters of valproic acid; conventional and slow release formulation. Jpn J Clin Pharmacol Ther. 1998; 3: 489-94.
4) 木村公美，篠崎公一，上原亜紀，他．バルプロ酸徐放性製剤の母集団薬物動態解析―徐放性製剤 3 種の比較―．TDM 研究．2007; 24: 175-8.

## CQ 4-2　推奨される目標血中濃度はどれくらいか。

**Answer**
総濃度は 50～100 μg/mL，遊離形濃度は 5～15 μg/mL。　　　　　　　　　[推奨度 A]

[ Explanation ]

　バルプロ酸の治療上有効なトラフ濃度は一般に 50～100 μg/mL が目安とされる[1]。有効トラフ濃度の上限については，確固たるコンセンサスが得られていないが，部分発作の患者ではしばしば 100 μg/mL 以上のバルプロ酸濃度でコントロールが得られるこ

とがある[2]。ただし，臨床用量範囲において，バルプロ酸の遊離形分率は総濃度の上昇に伴って非線形的に上昇することから，遊離形バルプロ酸のトラフ濃度は5〜15 μg/mLが目安になる[3-5]。

バルプロ酸の中毒域は一般に200 μg/mL以上と定められているが，昏睡，せん妄は多くの場合100 μg/mL以上，高アンモニア血症，悪心・嘔吐，傾眠，めまい，運動失調などの副作用症状は有効濃度域でも発現する可能性がある。また，血小板減少症（血小板数100,000/μL以下）の発現頻度はバルプロ酸のトラフ濃度依存的に高くなることから[6]，副作用に関する注意は常に必要である。

[参考文献]
1) Chadwick DW. Concentration-effect relationships of valproic acid. Clin Pharmacokinet. 1985; 10: 155-63.
2) Bruni J, Wilder BJ, Bauman AW, et al. Clinical efficacy and long-term effects of valproic acid therapy on spike-and-wave discharges. Neurology. 1980; 30: 42-6.
3) Scheyer RD, Cramer JA, Toftness BR, et al. In vivo determination of valproate binding constants during sole and multi-drug therapy. Ther Drug Monit. 1990; 12: 117-23.
4) Kodama Y, Kodama H, Kuranari M, et al. No effect of gender or age on binding characteristics of valproic acid to serum proteins in pediatric patients with epilepsy. J Clin Pharmacol. 1999; 39: 1070-6.
5) Cloyd JC, Dutta S, Cao G, et al. Valproate unbound fraction and distribution volume following rapid infusions in patients with epilepsy. Epilepsy Res. 2003; 53: 19-27.
6) Nasreddine W, Beydoun A. Valproate-induced thrombocytopenia: a prospective monotherapy study. Epilepsia. 2008; 49: 438-45.

## CQ4-3 推奨される測定法は何か。

### Answer
免疫学的測定法が繁用されている。　　　　　　　　　　　　　　　　　　　　　　[推奨度A]

[Explanation]
免疫学的測定法に基づくキットが体外診断用医薬品として数多く市販されている（表5）。いずれの測定法も血清または血漿を用いる。バルプロ酸と代謝物の交差反応性については，2-en体や4-en体が高いとされるが，2-en体の濃度はバルプロ酸の血中濃度の5％程度，4-en体の濃度は0.05％程度と報告されていることから，これらの代謝物による影響の程度は小さいと考えられる[1]。

[参考文献]
1) Kondo T, Tokinaga N, Suzuki A, et al. Altered pharmacokinetics and metabolism of valproate after replacement of conventional valproate with the slow-release formulation in epileptic

表5　バルプロ酸の免疫学的測定キット

| 測定法 | 販売名 | 製造販売元 | LLOQ (μg/mL) | 代謝物との交差反応性（%） | |
|---|---|---|---|---|---|
| | | | | 2-en 体 | 4-en 体 |
| CLIA | アーキテクト®・バルプロ酸 | アボット ジャパン | 2.0 | 6.0～21.3 | 33.1～68.8 |
| | ケミルミ ACS-バルプロ酸 | シーメンスヘルスケア・ダイアグノスティクス | 1.0 | ― | ― |
| HEIA | エミット® 2000 バルプロ酸アッセイ | シーメンスヘルスケア・ダイアグノスティクス | 1.0 | ― | ― |
| | コバス®試薬　バルプロ酸 II | ロシュ・ダイアグノスティクス | 2.8 | ― | ― |
| | ビトロス®　マイクロチップ VALP | オーソ・クリニカル・ダイアグノスティクス | 10.0 | ― | ― |
| LA | シンクロンシステム　バルプロ酸試薬 | ベックマン・コールター | 10.0 | ― | ― |
| | ナノピア®TDM　バルプロ酸 | 積水メディカル | 12.0 | ― | ― |
| PETINIA | フレックスカートリッジ　バルプロ酸　VALP (DF78) | シーメンスヘルスケア・ダイアグノスティクス | 3.0 | ― | 47 |
| | フレックスカートリッジ　バルプロ酸　VALP (K4078) | シーメンスヘルスケア・ダイアグノスティクス | 3.0 | ― | 47 |

patients. Pharmacol Toxicol. 2002; 90: 135-8.

## CQ 4-4　代謝物の TDM は推奨されるか。

### Answer

代謝物は抗てんかん作用を有するが，血中濃度が未変化体より低いため TDM は推奨されない。　　　　　　　　　　　　　　　　　　　　　　　　　　[推奨度 D]

[Explanation]

　バルプロ酸の主な代謝経路はグルクロン酸抱合，β-酸化，CYP を介した酸化反応であり，動物実験において，2-en 体や 4-en 体などの不飽和脂肪酸はバルプロ酸の 60～90％の抗てんかん作用を示すとされる[1]。しかしながら，2-en 体の濃度はバルプロ酸の血中濃度の 5％，4-en 体の濃度は 0.05％程度と低いため[2]，これらの代謝物を測定する必要はない。また，4-en 体は肝毒性や催奇形性に関与するとされるが，毒性発現濃度は明らかではない[3,4]。

[参考文献]
1) Löscher W, Nau H. Pharmacological evaluation of various metabolites and analogues of valproic

acid. Anticonvulsant and toxic potencies in mice. Neuropharmacology. 1985; 24: 427-35.
2) Kondo T, Tokinaga N, Suzuki A, et al. Altered pharmacokinetics and metabolism of valproate after replacement of conventional valproate with the slow-release formulation in epileptic patients. Pharmacol Toxicol. 2002; 90: 135-8.
3) Cotariu D, Zaidman JL. Valproic acid and the liver. Clin Chem. 1988; 34: 890-7.
4) Hauck RS, Nau H. The enantiomers of the valproic acid analogue 2-*n*-propyl-4-pentynoic acid (4-yn-VPA): asymmetric synthesis and highly stereoselective teratogenicity in mice. Pharm Res. 1992; 9: 850-5.

## CQ 4-5　効果不十分もしくは副作用発現時の TDM は推奨されるか。

### Answer

いずれの場合も TDM を行うことが強く推奨される。　　　　　　　　　　　　　　　[推奨度 A]

### [ Explanation ]

目標血中濃度を外れる場合は TDM に基づき用量を調節する。目標血中濃度内にもかかわらず効果不十分の場合は，他の抗てんかん薬への変更もしくは他の抗てんかん薬との併用を考慮する。副作用発現時は，TDM に基づく減量・休薬あるいは他の抗てんかん薬の併用を再考する。

## CQ 4-6　薬物相互作用を考慮した TDM は推奨されるか。

### Answer

バルプロ酸の代謝に影響しうる薬剤との併用時には TDM を行うことが強く推奨される。
[推奨度 A]

### [ Explanation ]

バルプロ酸の代謝経路は UGT1A3，UGT1A4，UGT1A6，UGT1A8，UGT1A9，UGT1A10，UGT2B7，UGT2B15 による抱合反応，β-酸化，CYP2C9，CYP2C19，CYP2A6 による酸化反応である。数多くの薬剤との併用により血中濃度の上昇あるいは低下を起こしうる[1]。特に，フェノバルビタール，プリミドン，フェニトイン，カルバマゼピンは肝臓でのバルプロ酸の代謝に関係する酵素を誘導することから，バルプロ酸の血中濃度が低下することが報告されている[1-3]。

一方，カルバペネムの併用により，バルプロ酸の血中濃度が大きく低下するため，併用禁忌である。

### [ 参考文献 ]

1) Anderson GD. Pharmacogenetics and enzyme induction/inhibition properties of antiepileptic drugs. Neurology. 2004; 63: S3-8.

2) Tanaka E. Clinically significant pharmacokinetic drug interactions between antiepileptic drugs. J Clin Pharm Ther. 1999; 24: 87-92.
3) Patsalos PN, Fröscher W, Pisani F, et al. The importance of drug interactions in epilepsy therapy. Epilepsia. 2002; 43: 365-85.

## CQ 4-7　肝機能障害患者では TDM が推奨されるか。

### Answer

通常の総濃度の TDM を行うことが強く推奨される。　　　　　　　　　　　　　　　　[推奨度 A]
必要に応じて，遊離形濃度の TDM を考慮する。

### [ Explanation ]

　低アルブミン血症患者においては，バルプロ酸の遊離形分率が上昇するため血中総バルプロ酸濃度は低下するが，遊離形バルプロ酸濃度は一定である[1]。アルコール性肝硬変または急性肝炎患者におけるバルプロ酸の全身クリアランスは健康成人と有意差は認められない。しかし，アルコール性肝硬変または急性肝炎患者における遊離形バルプロ酸のクリアランスは健康成人と比較してそれぞれ 50％，16％低下するため，遊離形濃度は高くなる[1]。それゆえ，総濃度が同等でも効果や副作用が増強する可能性がある[2]。

### [ 参考文献 ]

1) Klotz U, Rapp T, Müller WA. Disposition of valproic acid in patients with liver disease. Eur J Clin Pharmacol. 1978; 13: 55-60.
2) Anderson GD, Hakimian S. Pharmacokinetic of antiepileptic drugs in patients with hepatic or renal impairment. Clin Pharmacokinet. 2014; 53: 29-49.

## CQ 4-8　腎機能障害患者では TDM が推奨されるか。

### Answer

通常の総濃度の TDM を行うことが強く推奨される。　　　　　　　　　　　　　　　　[推奨度 A]
必要に応じて，遊離形濃度の TDM を考慮する。

### [ Explanation ]

　バルプロ酸の尿中未変化体排泄率は 5％以下である[1]ため，腎機能低下による血中総濃度への影響はない。しかしながら，腎機能低下患者においては，低アルブミン血症や尿毒症性物質によるバルプロ酸のタンパク結合阻害によって遊離形分率は健康成人よりも高くなることが報告されている[2,3]。それゆえ，総濃度が同等でも効果や副作用が増強する可能性がある。

[参考文献]
1) Gugler R, Schell A, Eichelbaum M, et al. Disposition of valproic acid in man. Eur J Clin Pharmacol. 1977; 12: 125-32.
2) Gugler R, Mueller G. Plasma protein binding of valproic acid in healthy subjects and in patients with renal disease. Br J Clin Pharmacol. 1978; 5: 441-6.
3) Dasgupta A, Jacques M. Reduced in vitro displacement of valproic acid from protein binding by salicylate in uremic sera compared with normal sera. Role of uremic compounds. Am J Clin Pathol. 1994; 101: 349-53.

## CQ 4-9 透析患者では TDM が推奨されるか。

### Answer
透析の影響は受けないため，通常の TDM を行うことが強く推奨される。　　[推奨度 A]

[Explanation]

　バルプロ酸は分布容積は小さいものの，タンパク結合率が高いため，目標血中総濃度の範囲では血液透析では除去されないとされている。したがって，通常の TDM を行うことが強く推奨される。

　なお，バルプロ酸の中毒事例において血中総濃度が 1,380 μg/mL である患者に 6.25 時間の血液透析を施行することで 82.5％低下したとする事例[1]や，998 μg/mL である患者に 4 時間の血液透析を施行することで 72.6％除去されたとする事例[2]が報告されている。

[参考文献]
1) Johnson LZ, Martinez I, Fernández MC, et al. Successful treatment of valproic acid overdose with hemodialysis. Am J Kidney Dis. 1999; 33: 786-9.
2) Brubacher JR, Dahghani P, McKnight D. Delayed toxicity following ingestion of enteric-coated divalproex sodium (Epival). J Emerg Med. 1999; 17: 463-7.

## CQ 4-10 妊婦では TDM が推奨されるか。

### Answer
TDM を行うことが強く推奨されるが，総濃度に基づく画一的な増量はすべきでない。
　　[推奨度 A]

[Explanation]

　妊娠中は妊娠後期（第 3 三半期）にタンパク結合率の低下と全身クリアランスの増加により，しばしば血中総バルプロ酸濃度が低下するが，遊離形バルプロ酸濃度は変動しないことから，総濃度の測定値のみに基づいて増量すべきではない[1]。

バルプロ酸は催奇形性が報告されており，わが国のバルプロ酸製剤の添付文書上では原則禁忌，ADEC が提起する胎児危険度分類では，カテゴリー D（ヒト胎児の奇形や不可逆的な障害の発生頻度が増大する，または，増大すると疑われる，またはその原因と推測される薬物）に分類されている。

[ 参考文献 ]
1) Deligiannidis KM, Byatt N, Freeman MP. Pharmacotherapy for mood disorders in pregnancy: a review of pharmacokinetic changes and clinical recommendations for therapeutic drug monitoring. J Clin Psychopharmacol. 2014; 34: 244-55.

## CQ 4-11 血中濃度値の背景因子として代謝酵素やトランスポーターをコードする遺伝子検査は推奨されるか。

### Answer
代謝酵素の遺伝子多型と血中濃度に関する十分なエビデンスは存在しないため，推奨されない。　　　　　　　　　　　　　　　　　　　　　　　　　　　　[推奨度 C2]

### [ Explanation ]

これまでにバルプロ酸を対象とした薬理遺伝学的研究に関する報告は少ないが，バルプロ酸の体内動態に及ぼす UGT1A3，UGT2B7，CYP2C9 の遺伝子多型の影響について検討されている。国内のてんかん患児 78 例を対象とした研究では，*UGT2B7* の 161C＞T を保有する患児の血中濃度/投与量比は野生型を保有する患児よりも有意に高くなることが報告されている[1]。海外のてんかんの患者 242 例を対象とした研究では，*UGT1A3\*5* を保有する患者の血中濃度/投与量比は野生型を保有する患者と比較して 67～71％に低下することが報告されている[2]。さらにバルプロ酸投与開始前に CYP2C9 の遺伝子検査を実施し，この結果に基づいてバルプロ酸の投与量を設定した群では，目標血中濃度域（40～100 μg/mL）に到達しなかった頻度，ALP 値が異常値を示した頻度，高アンモニア血症を呈した頻度が CYP2C9 の遺伝子検査を実施しなかった群と比較して有意に低くなり，CYP2C9 の遺伝子検査が有用であることを報告している[3]。

以上のように，UGT1A3，UGT2B7，CYP2C9 の遺伝子多型がバルプロ酸の体内動態や副作用に関連することが報告されているが，これら遺伝子検査の有用性に関する十分なデータは得られていない。

[ 参考文献 ]
1) Inoue K, Suzuki E, Yazawa R, et al. Influence of uridine diphosphate glucuronosyltransferase 2B7-161C＞T polymorphism on the concentration of valproic acid in pediatric epilepsy patients. Ther Drug Monit. 2014; 36: 406-9.
2) Chu XM, Zhang LF, Wang GJ, et al. Influence of UDP-glucuronosyltransferase polymorphisms

on valproic acid pharmacokinetics in Chinese epilepsy patients. Eur J Clin Pharmacol. 2012; 68: 1395-401.
3) Bűdi T, Tóth K, Nagy A, et al. Clinical significance of CYP2C9-status guided valproic acid therapy in children. Epilepsia. 2015; 56: 849-55.

# 5. ゾニサミド (ZNS)

## CQ 5-1 定常状態でのトラフ濃度の TDM は推奨されるか。

**Answer**
投与開始後もしくは投与量変更後 2 週間以降にトラフ濃度の TDM を行うことが強く推奨される。　　　　　　　　　　　　　　　　　　　　　　　　　　　　[推奨度 A]

### [ Explanation ]

　ゾニサミド単剤投与の消失半減期は 50〜70 時間である[1-3]。定常状態に到達するまでには消失半減期の 5 倍以上の時間が必要であるため、投与開始後または投与量変更後の 2 週間以降に血中濃度を測定する。内服後の血中濃度のピークは成人で 2〜5 時間である[2]。TDM には、投与前（トラフ）の血清または血漿を用いる。ただし、ゾニサミドは長い消失半減期を有するため、定常状態以降のトラフとピークの血中濃度の差は小さく[4]、採血時間の相違による影響も小さい。したがって、どの時間帯で採血しても大きな誤差はないが、同一の患者では同じタイミングで採血することが望ましい。

### [ 参考文献 ]

1) Johannessen SI, Tomson T. Pharmacokinetic variability of newer antiepileptic drugs: when is monitoring needed? Clin Pharmacokinet. 2006; 45: 1061-75.
2) Perucca E, Bialer M. The clinical pharmacokinetics of the newer antiepileptic drugs. Focus on topiramate, zonisamide and tiagabine. Clin Pharmacokinet. 1996; 31: 29-46.
3) Kochak GM, Page JG, Buchanan RA, et al. Steady-state pharmacokinetics of zonisamide, an antiepileptic agent for treatment of refractory complex partial seizures. J Clin Pharmacol. 1998; 38: 166-71.
4) Miura H. Zonisamide monotherapy with once-daily dosing in children with cryptogenic localization-related epilepsies: clinical effects and pharmacokinetic studies. Seizure. 2004; 13 (Suppl 1): S17-23.

## CQ 5-2 推奨される目標血中濃度はどれくらいか。

**Answer**
10〜30 μg/mL。　　　　　　　　　　　　　　　　　　　　　　　　　　　　　[推奨度 A]

[ Explanation ]

　ゾニサミドの治療濃度域は，副作用発現が増加する濃度から 10〜30 μg/mL とされ[1,2]，20 μg/mL 前後が目安と考えられている。10〜40 μg/mL とする報告もあるが[3-5]，血中濃度と治療効果との関連性は明らかでない[6,7]。

　代表的な副作用としては，眠気，食欲不振，無気力・自発性低下，腎・尿路結石，発汗減少に伴う熱中症などがある。発汗障害や尿路結石などの副作用と血中濃度との関連性は不明である。しかし，血中濃度が 20 μg/mL を超えると中枢神経に関連する副作用の頻度が増加し，30 μg/mL 以上で認知機能の低下，40 μg/mL 以上で眠気／注意力低下が報告されている[8]。

[ 参考文献 ]

1) Wilensky AJ, Friel PN, Ojemann LM, et al. Zonisamide in epilepsy: a pilot study. Epilepsia. 1985; 26: 212-20.
2) Brodie MJ. Zonisamide clinical trials: European experience. Seizure. 2004; 13 (Suppl 1) : S66-70.
3) Mimaki T. Clinical pharmacology and therapeutic drug monitoring of zonisamide. Ther Drug Monit. 1998; 20: 593-7.
4) Johannessen SI, Tomson T. Pharmacokinetic variability of newer antiepileptic drugs: when is monitoring needed? Clin Pharmacokinet. 2006; 45: 1061-75.
5) Patsalos PN, Berry DJ, Bourgeois BF, et al. Antiepileptic drugs-best practice guidelines for therapeutic drug monitoring: a position paper by the subcommission on therapeutic drug monitoring, ILAE Commission on Therapeutic Strategies. Epilepsia. 2008; 49: 1239-76.
6) Faught E, Ayala R, Montouris GG, et al. Randomized controlled trial of zonisamide for the treatment of refractory partial-onset seizures. Neurology. 2001; 57: 1774-9.
7) Sackellares JC, Ramsay RE, Wilder BJ, et al. Randomized, controlled clinical trial of zonisamide as adjunctive treatment for refractory partial seizures. Epilepsia. 2004; 45: 610-7.
8) Miura H. Zonisamide monotherapy with once-daily dosing in children with cryptogenic localization-related epilepsies: clinical effects and pharmacokinetic studies. Seizure. 2004; 13 (Suppl 1) : S17-23.

## CQ 5-3　推奨される測定法は何か。

**Answer**

HPLC-UV 法と LA 法が繁用されている。　　　　　　　　　　　　　　　　　　　　　［推奨度 A］

[ Explanation ]

　免疫学的測定法は LA 法であり（表 6），ゾニサミドの測定濃度範囲は 1〜80 μg/mL である。他の抗てんかん薬による交差反応性は，フェニトイン，フェノバルビタール，プリミドン，カルバマゼピン，バルプロ酸，クロバザム，ガバペンチン，トピラマート，ラモトリギン，レベチラセタムで検出限界以下または 2％以下で測定値に影響がないことが確認されている。

表6 ゾニサミドの免疫学的測定キット

| 測定法 | 販売名 | 製造販売元 | LLOQ (µg/mL) | 代謝物との交差反応性（%） | |
|---|---|---|---|---|---|
| | | | | N-アセチルゾニサミド | 2-スルファモイルアセチルフェノール |
| LA | ナノピア®TDM ゾニサミド | 積水メディカル | 3.0 | 0〜0.2 | 0〜11.3 |
| | リブリア ゾニサミド | DSファーマバイオメディカル | 1.0 | 0.2 | 6 |

## CQ 5-4 代謝物の TDM は推奨されるか。

### Answer

主代謝物 N-アセチルゾニサミドおよび 2-スルファモイルアセチルフェノールは活性を有さないため、TDM は推奨されない。　　　　　　　　　　　　　　　　［推奨度 D］

[ Explanation ]

ゾニサミドはアセチル化されて N-アセチルゾニサミドを生成したのち、主代謝物である 2-スルファモイルアセチルフェノールに代謝される[1,2]。CYP3A4 が、ゾニサミドの 2-スルファモイルアセチルフェノールへの代謝に関与する。これらの代謝物に活性は認められていない[3,4]。

[ 参考文献 ]

1) Ito T, Yamaguchi T, Miyazaki H, et al. Pharmacokinetic studies of AD-810, a new antiepileptic compound. Phase I trials. Arzneimittelforschung. 1982; 32: 1581-6.
2) Leppik IE. Zonisamide: chemistry, mechanism of action, and pharmacokinetics. Seizure. 2004; 13 (Suppl 1): S5-9.
3) Wilfong AA, Willmore LJ. Zonisamide—a review of experience and use in partial seizures. Neuropsychiatr Dis Treat. 2006; 2: 269-80.
4) Schulze-Bonhage A. Zonisamide in the treatment of epilepsy. Expert Opin Pharmacother. 2010; 11: 115-26.

## CQ 5-5 効果不十分もしくは副作用発現時の TDM は推奨されるか。

### Answer

いずれの場合も TDM を行うことが強く推奨される。　　　　　　　　　　　　　　　　［推奨度 A］

[ Explanation ]

目標血中濃度を外れる場合は TDM に基づき用量を調節する。目標血中濃度内にもかかわらず効果不十分の場合は、他の抗てんかん薬への変更もしくは他の抗てんかん薬と

の併用を考慮する。副作用発現時は，TDM に基づく減量・休薬あるいは他の抗てんかん薬の併用を再考する。

## CQ 5-6 薬物相互作用を考慮した TDM は推奨されるか。

### Answer
CYP3A4 誘導薬との併用時には TDM を行うことが強く推奨される。　　　　　[推奨度 A]

[ Explanation ]

　ゾニサミドは主として肝臓の CYP3A4 によって代謝されるため，酵素誘導作用を有するフェニトイン，カルバマゼピン，フェノバルビタールとの併用によりゾニサミドのクリアランスが増加する[1-4]。したがって，酵素誘導作用を有する抗てんかん薬を併用している場合，その消失半減期は 25～40 時間と短くなる。一方，ゾニサミドが他の抗てんかん薬（フェニトイン，カルバマゼピン，バルプロ酸およびラモトリギン）の血中濃度に及ぼす影響は小さい[4-7]。

[ 参考文献 ]

1) Levy RH, Ragueneau-Majlessi I, Garnett WR, et al. Lack of a clinically significant effect of zonisamide on phenytoin steady-state pharmacokinetics in patients with epilepsy. J Clin Pharmacol. 2004; 44: 1230-4.
2) Sills G, Brodie M. Pharmacokinetics and drug interactions with zonisamide. Epilepsia. 2007; 48: 435-41.
3) Perucca E, Bialer M. The clinical pharmacokinetics of the newer antiepileptic drugs. Focus on topiramate, zonisamide and tiagabine. Clin Pharmacokinet. 1996; 31: 29-46.
4) Patsalos PN, Perucca E. Clinically important drug interactions in epilepsy: general features and interactions between antiepileptic drugs. Lancet Neurol. 2003; 2: 347-56.
5) Levy RH, Ragueneau-Majlessi I, Brodie MJ, et al. Lack of clinically significant pharmacokinetic interactions between zonisamide and lamotrigine at steady state in patients with epilepsy. Ther Drug Monit. 2005; 27: 193-8.
6) Ragueneau-Majlessi I, Levy RH, Bergen D, et al. Carbamazepine pharmacokinetics are not affected by zonisamide: in vitro mechanistic study and in vivo clinical study in epileptic patients. Epilepsy Res. 2004; 62: 1-11.
7) Ragueneau-Majlessi I, Levy RH, Brodie M, et al. Lack of pharmacokinetic interactions between steady-state zonisamide and valproic acid in patients with epilepsy. Clin Pharmacokinet. 2005; 44: 517-23.

## CQ 5-7　肝機能障害患者では TDM が推奨されるか。

**A**nswer
通常の TDM を行うことが強く推奨される。　　　　　　　　　　　　　　　　　　　　　　[推奨度 A]

[ Explanation ]

　ゾニサミドは肝臓（70％）と腎臓（30％）で消失する。肝機能障害の患者では減量が必要と考えられるため，TDM に基づいて用量を調節する。肝機能障害時におけるゾニサミドの体内動態に関するデータは少ない[1, 2]が，重度の肝機能障害患者では消失が遅延する可能性があるため慎重に投与する[1, 2]。

[ 参考文献 ]
1) Asconapé JJ. Use of antiepileptic drugs in hepatic and renal disease. Handb Clin Neurol. 2014; 119: 417-32.
2) Anderson GD, Hakimian S. Pharmacokinetic of antiepileptic drugs in patients with hepatic or renal impairment. Clin Pharmacokinet. 2014; 53: 29-49.

## CQ 5-8　腎機能障害患者では TDM が推奨されるか。

**A**nswer
通常の TDM を行うことが強く推奨される。　　　　　　　　　　　　　　　　　　　　　　[推奨度 A]

[ Explanation ]

　腎機能障害時におけるゾニサミドの体内動態に関するデータは少ない。ゾニサミドは肝臓（70％）と腎臓（30％）で消失するため，軽度から中等度の腎障害患者では体内蓄積はないと考えられている[1]。しかし，クレアチニンクリアランスが 20 mL/min 以下では，AUC が 35％増加することが報告されている[2, 3]。

[ 参考文献 ]
1) Asconapé JJ. Use of antiepileptic drugs in hepatic and renal disease. Handb Clin Neurol. 2014; 119: 417-32.
2) Anderson GD, Hakimian S. Pharmacokinetic of antiepileptic drugs in patients with hepatic or renal impairment. Clin Pharmacokinet. 2014; 53: 29-49.
3) Perucca E, Bialer M. The clinical pharmacokinetics of the newer antiepileptic drugs. Focus on topiramate, zonisamide and tiagabine. Clin Pharmacokinet. 1996; 31: 29-46.

## CQ 5-9　透析患者では TDM が推奨されるか。

### Answer
透析直前に TDM を行うことが強く推奨される。　　　　　　　　　　　　　[推奨度 A]

[ Explanation ]

　　透析患者におけるゾニサミドの体内動態に関するデータは少ない。ゾニサミドの分子量は小さく，低アルブミン血症では透析による除去率が増大することが指摘されている[1]。4 例の血液透析患者を対象とした検討では，4〜5 時間の血液透析でゾニサミドの血中濃度が 50％減少することが報告されている[2,3]。したがって，TDM の指標となるのは透析直前の血中濃度である。

[ 参考文献 ]

1) 須江洋成，中山和彦．透析患者診療のための診断基準・重症度スコア　適切な病態評価のために：臓器別のアプローチ　中枢神経系　てんかん．臨牀透析．2008; 24: 850-1.
2) Ijiri Y, Inoue T, Fukuda F, et al. Dialyzability of the antiepileptic drug zonisamide in patients undergoing hemodialysis. Epilepsia. 2004; 45: 924-7.
3) Asconapé JJ. Use of antiepileptic drugs in hepatic and renal disease. Handb Clin Neurol. 2014; 119: 417-32.

## CQ 5-10　妊婦では TDM が推奨されるか。

### Answer
TDM を行うことが強く推奨されるが，血中濃度に基づく画一的な増量はすべきでない。
　　　　　　　　　　　　　　　　　　　　　　　　　　　　　　　　　　[推奨度 A]

[ Explanation ]

　　妊娠によりゾニサミドの血中濃度が 20〜40％低下する症例が報告されている[1-3]。

　　妊娠時は非妊娠時に比べててんかん症状が変わる可能性があるため，血中濃度のみならず発作状況に合わせて慎重に用量を判断する。

　　ADEC の胎児危険度分類では，カテゴリー D（ヒト胎児の奇形や不可逆的な障害の発生頻度を増す，または，増すと疑われる，またはその原因と推測される薬）となっている。しかし，絶対的禁忌ではない[4]。

[ 参考文献 ]

1) Tomson T, Battino D. Pharmacokinetics and therapeutic drug monitoring of newer antiepileptic drugs during pregnancy and the puerperium. Clin Pharmacokinet. 2007; 46: 209-19.

2) Oles KS, Bell WL. Zonisamide concentrations during pregnancy. Ann Pharmacother. 2008; 42: 1139-41.
3) Reimers A. New antiepileptic drugs and women. Seizure. 2014; 23: 585-91.
4) Hernández-Díaz S, Smith CR, Shen A, et al. Comparative safety of antiepileptic drugs during pregnancy. Neurology. 2012; 78: 1692-9.

### CQ 5-11 血中濃度値の背景因子として代謝酵素やトランスポーターをコードする遺伝子検査は推奨されるか。

**Answer**
代謝酵素の遺伝子多型と血中濃度に関する十分なエビデンスは存在しないため、推奨されない。　　　　　　　　　　　　　　　　　　　　　　　　　　［推奨度 C2］

[Explanation]

　ゾニサミドは，主としてCYP3A4によって代謝される。その他，CYP2C19やCYP3A5も代謝に関与する。ゾニサミドの体内動態と代謝酵素の遺伝子多型に関する報告は少ない。CYP3A5の遺伝子多型はゾニサミドの体内動態に影響を与えない[1]。CYP2C19の遺伝子多型は，ゾニサミドの体内動態に影響する。ゾニサミドのクリアランスは，CYP2C19のEMと比較して，IMとPMでそれぞれ16％および30％低下することが報告されている[1]。しかし，遺伝子検査の臨床的有用性を示すデータは得られていない。

[参考文献]
1) Okada Y, Seo T, Ishitsu T, et al. Population estimation regarding the effects of cytochrome P450 2C19 and 3A5 polymorphisms on zonisamide clearance. Ther Drug Monit. 2008; 30: 540-3.

III. Clinical Questions

# 6. クロバザム（CLB）

## CQ 6-1 定常状態でのトラフ濃度の TDM は推奨されるか。

**Answer**

投与開始後もしくは投与量変更後 3 週間以降にトラフ濃度の TDM を行うことが推奨される。CYP2C19 の PM の患者では，定常状態に達するにはさらに日数を要する。

[推奨度 B]

[ Explanation ]

　UpToDate　Pharmacodynamics/Kinetics によれば，成人の場合の消失半減期は，クロバザムについて 36〜42 時間，活性代謝物の N-デスメチルクロバザム（N-CLB）について 71〜82 時間とされている。消失半減期の 5 倍を定常状態に達する時間とすると，クロバザムの場合には，投与開始後または投与量変更後 1 週間でよいが，N-CLB の場合には 3 週間程度必要である。さらに，CYP2C19 の PM の患者では N-CLB の消失半減期が 289 時間に達したとの報告もあり[1]，定常状態に達するにはさらに日数を要する。

　N-CLB は消失半減期が長いため，1 日のなかでのピーク値はトラフ値の 15% 以内の上昇であるが，クロバザムは投与後 2〜3 時間後のピーク値でトラフ値の 48% 程度上昇することが報告されている[1]。臨床的にはトラフ値をモニタリングする。

[ 参考文献 ]
1) de Leon J, Spina E, Diaz FJ. Clobazam therapeutic drug monitoring: a comprehensive review of the literature with proposals to improve future studies. Ther Drug Monit. 2013; 35: 30-47.

## CQ 6-2 推奨される目標血中濃度はどれくらいか。

**Answer**

クロバザム：30〜300 ng/mL。
N-CLB：300〜3,000 ng/mL。

[推奨度 C1]

[ Explanation ]

　臨床用量での血中濃度は，クロバザムについて 30〜300 ng/mL，N-CLB について 300〜3,000 ng/mL であるとの報告がある[1]。両者の血中濃度がこの領域に入っているにもかかわらず，治療効果のない場合は，クロバザム治療に反応性がないといえる。

また，N-CLB 血中濃度 / 投与量比と発作抑制率が有意に相関しており，N-CLB 血中濃度比が高い患者では，低用量のクロバザム（平均 5.6 mg/day）が有効であるとの報告や[2]，治療効果が高かった患者群では，クロバザムの血中濃度に有意差はないものの，N-CLB 血中濃度が有意に高く，N-CLB の血中濃度として 1,100 ng/mL を目標にするとよいとの報告もある[3]。

[ 参考文献 ]
1) Patsalos PN, Berry DJ, Bourgeois BF, et al. Antiepileptic drugs—best practice guidelines for therapeutic drug monitoring: a position paper by the subcommission on therapeutic drug monitoring, ILAE Commission on Therapeutic Strategies. Epilepsia. 2008; 49: 1239-76.
2) Kinoshita M, Ikeda A, Begum T, et al. Efficacy of low-dose, add-on therapy of clobazam (CLB) is produced by its major metabolite, N-desmethyl-CLB. J Neurol Sci. 2007; 263: 44-8.
3) Hashi S, Yano I, Shibata M, et al. Effect of *CYP2C19* polymorphisms on the clinical outcome of low-dose clobazam therapy in Japanese patients with epilepsy. Eur J Clin Pharmacol. 2015; 71: 51-8.

## CQ 6-3　推奨される測定法は何か。

**Answer**

HPLC 法（LC-MS/MS 法など）による測定法が確立されている。　　　　[推奨度 A]

[ Explanation ]
　体外診断用医薬品として承認されている免疫学的測定キットはない。

## CQ 6-4　代謝物の TDM は推奨されるか。

**Answer**

主代謝物 N-CLB は活性を有しており，TDM を行うことが推奨される。　　[推奨度 B]

[ Explanation ]
　クロバザムは，主として CYP3A4 によって活性代謝物 N-CLB に代謝され，一部は CYP2C19 と CYP2B6 を介して N-CLB となる。また，クロバザムのマイナーな代謝経路として，CYP2C18 と CYP2C19 による水酸化がある[1-3]。主代謝物である N-CLB は主として CYP2C19 で不活化される（図 1）。
　N-CLB の薬理活性は未変化体の 1/5 倍から同程度であり，血中濃度は未変化体に比べて高く，消失半減期も長い[2]。

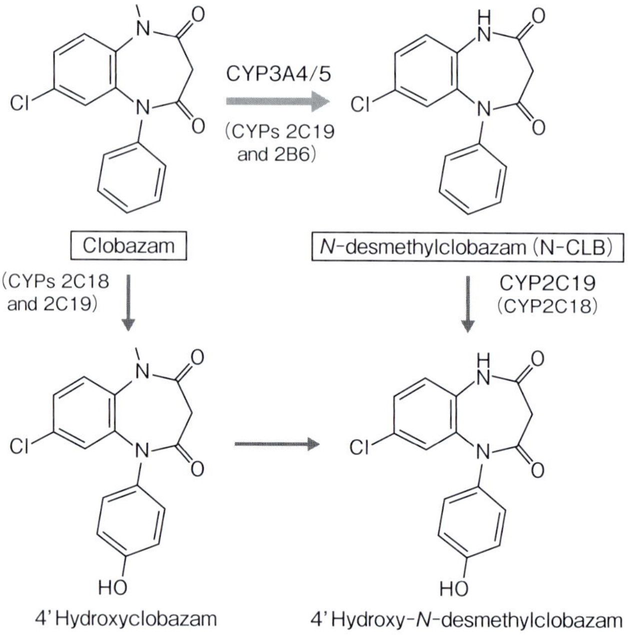

**図1 クロバザムの代謝経路**
(Tolbert D, et al. Drug-metabolism mechanism: Knowledge-based population pharmacokinetic approach for characterizing clobazam drug-drug interactions. J Clin Pharmacol. 2016; 56: 365-74. より引用)

[参考文献]
1) Giraud C, Tran A, Rey E, et al. In vitro characterization of clobazam metabolism by recombinant cytochrome P450 enzymes: importance of CYP2C19. Drug Metab Dispos. 2004; 32: 1279-86.
2) de Leon J, Spina E, Diaz FJ. Clobazam therapeutic drug monitoring: a comprehensive review of the literature with proposals to improve future studies. Ther Drug Monit. 2013; 35: 30-47.
3) Tolbert D, Bekersky I, Chu HM, et al. Drug-metabolism mechanism: Knowledge-based population pharmacokinetic approach for characterizing clobazam drug-drug interactions. J Clin Pharmacol. 2016; 56: 365-74.

## CQ6-5 効果不十分もしくは副作用発現時のTDMは推奨されるか。

**Answer**
いずれの場合もTDMを行うことが強く推奨される。　　　　　　　　　　　　　　　　[推奨度A]

[Explanation]
　死亡例を含むクロバザム中毒に関する報告では，血中N-CLB濃度との関連が報告されている[1]。これらの症例のうち4例では，血中N-CLB濃度が3,000 ng/mL以上となっており，他の3例では12,000 ng/mL以上で，そのうちの1例は30,000 ng/mL以上で

あった。中毒症状としては，運動失調や異常運動，重度の傾眠，呼吸抑制，構語障害などが報告されている。

血中 N-CLB 濃度は，*CYP2C19* 遺伝子多型の影響を強く受けるため，PM の患者では，薬剤反応性が高くなり，通常用量を服用した場合でも，中毒域に至る可能性が高いため注意が必要である。今後，N-CLB のクロバザムに対する相対的強度を検討することで，両者を重み付けした血中濃度域が明らかになると考えられる[1]。

[ 参考文献 ]
1) de Leon J, Spina E, Diaz FJ. Clobazam therapeutic drug monitoring: a comprehensive review of the literature with proposals to improve future studies. Ther Drug Monit. 2013; 35: 30-47.

## CQ6-6　薬物相互作用を考慮した TDM は推奨されるか。

### Answer
CYP3A4 や CYP2C19 を誘導する薬剤や阻害する薬剤との併用時には TDM を行うことが推奨される。　　　　　　　　　　　　　　　　　　　　　　　　　　　　[推奨度 B]

[ Explanation ]
　クロバザムは主として CYP3A4 で代謝を受け，活性代謝物である N-CLB は CYP2C19 で代謝されるため，クロバザムおよび N-CLB の血中濃度は CYP3A4 や CYP2C19 の誘導薬や阻害薬の影響を受ける可能性がある。

　治験データを用いて，CYP3A4 誘導薬（フェノバルビタール，フェニトイン，カルバマゼピン），CYP2C19 誘導薬（バルプロ酸，フェノバルビタール，フェニトイン，カルバマゼピン），CYP2C19 阻害薬（felbamate, oxcarbazepine）の影響について母集団薬物動態解析によって評価した結果，CYP3A4 誘導薬は N-CLB の生成を 9.4％増加させ，CYP2C19 誘導薬は N-CLB の見かけの消失速度を 10.5％増加させたが，CYP2C19 阻害薬は N-CLB の消失に影響を与えなかった。したがって，併用薬によってクロバザムの用量調節は必要ないとされている[1]。

　一方，日本人 1,280 例を対象とした検討では，投与量補正したクロバザムの血中濃度は酵素誘導薬（フェニトイン，カルバマゼピン，フェノバルビタール）を併用した成人患者では 60.8％低下し，小児患者では 44.3％低下することが報告されている[2]。

　さらに，血中 N-CLB 濃度に対する併用薬の影響は，*CYP2C19* 遺伝子多型の影響を受けることが報告されている[3]。すなわち，EM や IM では，フェニトインやカルバマゼピンの併用は血中クロバザム濃度を低下させ，血中 N-CLB 濃度を上昇させる。一方で，PM では血中クロバザム濃度は低下させるが，血中 N-CLB 濃度に影響を与えない。また，CYP2C19 阻害作用を有するゾニサミドやスチリペントールの併用は EM および IM では N-CLB の血中濃度を上昇させるが，PM ではほとんど影響を与えない。

[ 参考文献 ]
1) Tolbert D, Bekersky I, Chu HM, et al. Drug-metabolism mechanism: Knowledge-based population pharmacokinetic approach for characterizing clobazam drug-drug interactions. J Clin Pharmacol. 2016; 56: 365-74.
2) Yamamoto Y, Takahashi Y, Imai K, et al. Impact of cytochrome P450 inducers with or without inhibitors on the serum clobazam level in patients with antiepileptic polypharmacy. Eur J Clin Pharmacol. 2014; 70: 1203-10.
3) Yamamoto Y, Takahashi Y, Imai K, et al. Influence of CYP2C19 polymorphism and concomitant antiepileptic drugs on serum clobazam and N-desmethyl clobazam concentrations in patients with epilepsy. Ther Drug Monit. 2013; 35: 305-12.

## CQ 6-7　肝機能障害患者では TDM が推奨されるか。

### Answer
通常の TDM を行うことが推奨される。　　　　　　　　　　　　　　　　　　　　　　　[推奨度 B]

[ Explanation ]

　治験データを用いて母集団薬物動態解析を行った結果では，肝機能障害はクロバザムの見かけのクリアランスに影響しないものの，N-CLB のクリアランスを低下させることが報告されている[1]。肝障害患者では少ない初期量から開始し，血中濃度および臨床症状を確認しながら，増量をゆっくり行うなど注意することが望ましい[2]。

[ 参考文献 ]
1) Tolbert D, Bekersky I, Chu HM, et al. An integrative population pharmacokinetic approach to the characterization of the effect of hepatic impairment on clobazam pharmacokinetics. J Clin Pharmacol. 2016; 56: 213-22.
2) de Leon J, Spina E, Diaz FJ. Clobazam therapeutic drug monitoring: a comprehensive review of the literature with proposals to improve future studies. Ther Drug Monit. 2013; 35: 30-47.

## CQ 6-8　腎機能障害患者では TDM が推奨されるか。

### Answer
通常の TDM を行うことが推奨される。　　　　　　　　　　　　　　　　　　　　　　　[推奨度 B]

[ Explanation ]

　N-CLB およびその代謝物として投与量の 94％が尿中に排泄されるため，腎障害時にクロバザムの薬物動態が影響を受ける可能性がある[1]。軽度（クレアチニンクリアランスとして 50～80 mL/min）あるいは中等度（クレアチニンクリアランスとして 30～50 mL/min）腎障害患者を対象にクロバザム 20 mg/day 連投時の薬物動態を検討した結

果，腎機能正常患者と比較してクロバザムおよび N-CLB の AUC の上昇は 13% 以下であったことが報告されている[1]。また，10 mg/day が投与された末期腎障害患者において，血中濃度は毒性域に達しなかったという症例報告がある[1]。

[参考文献]
1) de Leon J, Spina E, Diaz FJ. Clobazam therapeutic drug monitoring: a comprehensive review of the literature with proposals to improve future studies. Ther Drug Monit. 2013; 35: 30-47.

## CQ6-9 透析患者では TDM が推奨されるか。

**Answer**
透析の影響は受けないため，通常の TDM を行うことが推奨される。　　[推奨度 B]

[Explanation]
タンパク結合率が高いクロバザムおよび N-CLB は，透析により除去されないという報告がある[1]。

[参考文献]
1) Roberts GW, Zoanetti GD. Clobazam and N-desmethylclobazam serum concentrations in endstage renal failure and hemodialysis. Ann Pharmacother. 1994; 28: 966-7.

## CQ6-10 妊婦では TDM が推奨されるか。

**Answer**
投与を行う場合は通常の TDM が推奨される。　　[推奨度 B]

[Explanation]
妊娠時には CYP3A4 活性が上昇するとの報告があり[1]，妊婦では薬物動態が変動する可能性があるため，必要に応じて TDM を行う。ADEC 基準の胎児危険度分類において，C に分類されているため，有益性が胎児への危険性を上回る場合のみ，投与すべきである。

[参考文献]
1) de Leon J, Spina E, Diaz FJ. Clobazam therapeutic drug monitoring: a comprehensive review of the literature with proposals to improve future studies. Ther Drug Monit. 2013; 35: 30-47.

## CQ 6-11 血中濃度値の背景因子として代謝酵素やトランスポーターをコードする遺伝子検査は推奨されるか。

### Answer

活性代謝物の血中濃度は CYP2C19 遺伝子多型の影響を受けるため，遺伝子検査あるいは N-CLB/クロバザム血中濃度比の評価が推奨される。　　　　　　　　　　[推奨度 B]

### [ Explanation ]

　　活性代謝物 N-CLB の血中濃度は，CYP2C19 遺伝子多型の影響を受ける。クロバザムを平均 0.43～0.49 mg/kg/day 投与時において，クロバザムの血中濃度は遺伝子型の影響を受けないものの，N-CLB の血中濃度は，0.96±0.61，2.14±1.69，7.70±6.04 μg/mL と CYP2C19 遺伝子変異数の増加に伴い増加することが報告されている[1]。さらに，クロバサムへの反応率も，CYP2C19 遺伝子型の影響を受け，PM，IM，EM でそれぞれ 65％，48％，33％となる[1]。一方，副作用発現頻度は PM で 64％であり，IM の 43％，EM の 39％に比べて高いことが報告されている[1]。また他の報告においても，PM で発作抑制率が有意に高く，発作抑制率は血中クロバザム濃度よりも血中 N-CLB 濃度と関連することが報告されている[2]。したがって，CYP2C19 PM の成人患者では，初期量は添付文書に記載の 10 mg/day ではなく 5 mg/day から始め，臨床症状をみながら増量することが望ましいとの報告や[3]，日本人の場合には，初期量として 2.5 mg/day から開始するという報告もある[2]。

　　クロバザムは CYP3A4 で代謝され，N-CLB は CYP2C19 で代謝されることから，N-CLB/クロバザム血中濃度比は両酵素の代謝活性を反映する。すなわち，この比が① 25 以上の患者では CYP2C19 の PM あるいは，felbamate（おそらくフェニトインも）のような CYP3A4 誘導薬かつ CYP2C19 阻害薬である薬剤を併用，② 10～25 の場合には，CYP3A4 誘導薬を併用，③ 10 以下の場合は上記以外の患者，すなわち，CYP2C19 の PM ではなく，CYP3A4 を誘導するか CYP2C19 を阻害する薬剤を併用していない可能性が高い[3]。

　　以上のように，CYP2C19 の遺伝子検査は，クロバザムに反応性の高い患者の選択に有効である。一方で N-CLB/クロバザム血中濃度比が CYP2C19 遺伝子型とよく対応することから[3]，少なめの初期量で開始し，TDM を行うことで対応できる。

### [ 参考文献 ]

1) Seo T, Nagata R, Ishitsu T, et al. Impact of CYP2C19 polymorphisms on the efficacy of clobazam therapy. Pharmacogenomics. 2008; 9: 527-37.
2) Hashi S, Yano I, Shibata M, et al. Effect of CYP2C19 polymorphisms on the clinical outcome of low-dose clobazam therapy in Japanese patients with epilepsy. Eur J Clin Pharmacol. 2015; 71:

51-8.
3) de Leon J, Spina E, Diaz FJ. Clobazam therapeutic drug monitoring: a comprehensive review of the literature with proposals to improve future studies. Ther Drug Monit. 2013; 35: 30-47.

# 7. クロナゼパム（CZP）

## CQ 7-1 定常状態でのトラフ濃度の TDM は推奨されるか。

**Answer**

トラフ濃度の TDM は推奨されない。　　　　　　　　　　　　　　　　　　　[推奨度 C2]

[ Explanation ]

血中濃度と効果や副作用との関連は明らかではなく，TDM の有用性は確立されていない。（CQ7-5 参照）。成人の消失半減期は 17～60 時間とされているため，投与開始後または投与量変更後 1～2 週間で定常状態に達する。そのため測定する場合には参考にされたい。

## CQ 7-2 推奨される目標血中濃度はどれくらいか。

**Answer**

目安として 20～70 ng/mL。　　　　　　　　　　　　　　　　　　　　　　　[推奨度 C1]

[ Explanation ]

臨床用量での血清中濃度は，20～70 ng/mL であると報告されている[1]。また，二重盲検試験の結果，低用量クロナゼパムは脳波および発作抑制効果を示し，その時の血漿中濃度中央値は 18 から 14 nM（5.6 から 4.4 ng/mL）であったとの報告がある[2]。

[ 参考文献 ]

1) Patsalos PN, Berry DJ, Bourgeois BF, et al. Antiepileptic drugs—best practice guidelines for therapeutic drug monitoring: a position paper by the subcommission on therapeutic drug monitoring. ILAE Commission on Therapeutic Strategies. Epilepsia. 2008; 49: 1239-76.
2) Dahlin M, Knutsson E, Amark P, et al. Reduction of epileptiform activity in response to low-dose clonazepam in children with epilepsy: a randomized double-blind study. Epilepsia. 2000; 41: 308-15.

## CQ 7-3 推奨される測定法は何か。

**Answer**
HPLC 法（LC-MS/MS 法など）による測定法が確立されている。　　　　[推奨度 A]

[Explanation]
体外診断用医薬品として承認されている免疫学的測定キットはない。

## CQ 7-4 代謝物の TDM は推奨されるか。

**Answer**
代謝物 7-アミノクロナゼパムは活性を有するが，TDM は推奨されない。　[推奨度 C2]

[Explanation]
　クロナゼパムは 7 位のニトロ基の還元によって 7-アミノクロナゼパムに，また水酸化によって 3-水酸化クロナゼパムに代謝される。7-アミノクロナゼパムはさらにアセチル化される。7-アミノクロナゼパムは薬理活性を有し，クロナゼパムと同程度血中に存在することが知られているが[1]，クロナゼパム同様に TDM の有用性は確立されていない。

[参考文献]
1) Patsalos PN, Berry DJ, Bourgeois BF, et al. Antiepileptic drug—best practice guidelines for therapeutic drug monitoring: a position paper by the subcommission on therapeutic drug monitoring, ILAE Commission on Therapeutic Strategies. Epilepsia. 2008; 49: 1239-76.

## CQ 7-5 効果不十分もしくは副作用発現時の TDM は推奨されるか。

**Answer**
血中濃度との関連性は低いため，TDM は推奨されない。　　　　[推奨度 C2]

[Explanation]
　副作用の発現頻度は高いが，血中濃度との関連性は低いため，一般に TDM は不要とされている[1]。

[参考文献]
1) Sjö O, Hvidberg EF, Naestoft J, et al. Pharmacokinetics and side-effects of clonazepam and its

7-amino-metabolite in man. Eur J Clin Pharmacol. 1975; 8: 249-54.

## CQ 7-6　薬物相互作用を考慮した TDM は推奨されるか。

### Answer
代謝酵素誘導薬や阻害薬によって血中濃度が変化するが，効果や副作用との関連は明らかではないため，TDM は推奨されない。　　　　　　　　　　　　　　　　　[推奨度 C2]

[ Explanation ]

　酵素誘導作用のある抗てんかん薬（カルバマゼピン，フェニトイン，フェノバルビタール，プリミドン）の併用によってクリアランスは上昇する[1,2]。日本人 137 例を対象とした母集団薬物動態解析の結果によれば，2 種以上の抗てんかん薬の併用によって，クロナゼパムのクリアランスは 3〜5％上昇することが報告されている[3]。一方で，ニトロ基の還元化反応は CYP3A4 によるため，この酵素の阻害薬（リトナビル，アミオダロン）の併用によってクリアランスは低下し，クロナゼパムの血中濃度は上昇する可能性がある[1,2,4]。

[ 参考文献 ]

1) Patsalos PN, Berry DJ, Bourgeois BF, et al. Antiepileptic drugs—best practice guidelines for therapeutic drug monitoring: a position paper by the subcommission on therapeutic drug monitoring, ILAE Commission on Therapeutic Strategies. Epilepsia. 2008; 49: 1239-76.
2) Khoo KC, Mendels J, Rothbart M, et al. Influence of phenytoin and phenobarbital on the disposition of a single oral dose of clonazepam. Clin Pharmacol Ther. 1980; 28: 368-75.
3) Yukawa E, Satou M, Nonaka T, et al. Pharmacoepidemiologic investigation of clonazepam relative clearance by mixed-effect modeling using routine clinical pharmacokinetic data in Japanese patients. J Clin Pharmacol. 2002; 42: 81-8.
4) Johannessen Landmark C, Patsalos PN. Drug interactions involving the new second- and third-generation antiepileptic drugs. Expert Rev Neurother. 2010; 10: 119-40.

## CQ 7-7　肝機能障害患者では TDM が推奨されるか。

### Answer
肝機能低下が TDM 実施の理由とはならない。　　　　　　　　　　　　　　　　　[推奨度 C2]

[ Explanation ]

　体内に入ったクロナゼパムはほぼすべて肝臓で代謝を受け，代謝物は主として尿中に排泄される。しかしながら，肝機能低下患者での TDM の有用性を示す情報はない。

## CQ7-8 腎機能障害患者ではTDMが推奨されるか。

**Answer**
腎機能低下がTDM実施の理由とはならない。　　　　　　　　　　　　　　　　　　　[推奨度C2]

[Explanation]
　活性代謝物は主として尿中に排泄されるため，重度腎機能低下時には代謝物が血中に蓄積する可能性がある。しかしながら，腎機能低下患者でのTDMの有用性を示す情報はない。

## CQ7-9 透析患者ではTDMが推奨されるか。

**Answer**
透析前後でのTDMを考慮する。　　　　　　　　　　　　　　　　　　　　　　　　　[推奨度C1]

[Explanation]
　通常診療下での透析時のTDMに関する情報はない。一方で，中毒時に血液透析と血液吸着によって除去できたとの症例報告がある[1]。よって，TDMは透析による除去効果の目安となりうる。

[参考文献]
1) Lu J, Xiong C, Wang X, et al. Successful treatment of severe lamotrigine and clonazepam poisoning by blood purification. Blood Purif. 2012; 34: 18.

## CQ7-10 妊婦ではTDMが推奨されるか。

**Answer**
妊娠がTDM実施の理由とはならない。　　　　　　　　　　　　　　　　　　　　　　[推奨度C2]

[Explanation]
　母親が妊娠中にクロナゼパムを含むベンゾジアゼピン系薬剤を継続使用していた小児550例を最大4年間フォローアップした結果では，奇形率および，精神発達やIQに対する副作用は増加していなかったとの報告がある[1]。したがって，有益性が胎児への危険性を上回ると判断される場合には，必要最少量を単剤で投与することも可能と考えられるが，その際のTDMの有用性を示すデータはない。ADEC基準の胎児危険度分類において，B3に分類されている。

[参考文献]
1) McElhatton PR. The effects of benzodiazepine use during pregnancy and lactation. Reprod Toxicol. 1994; 8: 461-75.

## CQ7-11 血中濃度値の背景因子として代謝酵素やトランスポーターをコードする遺伝子検査は推奨されるか。

**Answer**

代謝酵素の遺伝子多型と血中濃度および薬効に関する十分なエビデンスは存在しないため、推奨されない。　　　　　　　　　　　　　　　　　　[推奨度 C2]

[Explanation]

クロナゼパムは7位のニトロ基の還元によって7-アミノクロナゼパムとなり，さらにアセチル化される。ニトロ基の還元化速度は約9倍の個体差を示し，アセチル化速度も大きな個体差を示すことから，遺伝子多型との関連が示唆されているが[1]，血中濃度と薬効の関係が不明確のため遺伝子検査を必要とはしない。

[参考文献]
1) Walson PD, Edge JH. Clonazepam disposition in pediatric patients. Ther Drug Monit. 1996; 18: 1-5.

# 8. ラモトリギン（LTG）

## CQ 8-1 定常状態でのトラフ濃度の TDM は推奨されるか。

**Answer**
投与開始後もしくは投与量変更後 1 週間以降にトラフ濃度の TDM を行うことが強く推奨される。　　　　　　　　　　　　　　　　　　　　　　　　　　　[推奨度 A]

[ Explanation ]

　ラモトリギンの消失半減期は 25 時間程度であるが，バルプロ酸併用時は 60 時間程度まで延長することから血中濃度の定常状態への到達を考慮して，投与開始時あるいは投与量変更の 1 週間以降に採血を行う[1]。

[ 参考文献 ]
1) Chong E, Dupuis LL. Therapeutic drug monitoring of lamotrigine. Ann Pharmacother. 2002; 36: 917-20.

## CQ 8-2 推奨される目標血中濃度はどれくらいか。

**Answer**
2.5～15 μg/mL。　　　　　　　　　　　　　　　　　　　　　　　　　　　　　[推奨度 A]

[ Explanation ]

　15 μg/mL を超える濃度で副作用発現が増加する報告があり，効果がある濃度の下限が 1.5～3 μg/mL との報告があることから，有効域を 2.5～15 μg/mL としている[1]。投与初期の重篤な皮膚障害を回避するために，用量を漸増し徐々に血中濃度を上げていく必要がある。その他濃度依存的な副作用は，情緒不安定，眠気，めまい，視力障害，認知障害（失語，運動障害，記憶障害，平衡障害，錯乱），胃腸障害（悪心・嘔吐，下痢，食欲不振），頭痛，精神異常（不眠，不安・焦燥・興奮）であり，20 μg/mL までは耐薬性があるとの報告もある[2]。

[ 参考文献 ]
1) Patsalos PN, Berry DJ, Bourgeois BF, et al. Antiepileptic drugs—best practice guidelines for

therapeutic drug monitoring: a position paper by the subcommission on therapeutic drug monitoring, ILAE Commission on Therapeutic Strategies. Epilepsia. 2008; 49: 1239-76.
2) Hirsch LJ, Weintraub D, Du Y, et al. Correlating lamotrigine serum concentrations with tolerability in patients with epilepsy. Neurology. 2004; 63: 1022-6.

## CQ 8-3 推奨される測定法は何か。

### Answer

HPLC法（LC-MS/MS法）やGC法（GC-MS法、GC-NPD法）による測定法が確立されている。　　　　　　　　　　　　　　　　　　　　　　　　　[推奨度A]

[ Explanation ]

体外診断用医薬品として承認されている免疫学的測定キットはない。

## CQ 8-4 代謝物のTDMは推奨されるか。

### Answer

代謝物は活性を有さないため、TDMは推奨されない。　　　　　　　　　[推奨度D]

[ Explanation ]

ラモトリギンの代謝は主にUGT1A4によるグルクロン酸抱合であり、その代謝物は活性を有さない[1]。

[ 参考文献 ]
1) Chong E, Dupuis LL. Therapeutic drug monitoring of lamotrigine. Ann Pharmacother. 2002; 36: 917-20.

## CQ 8-5 効果不十分もしくは副作用発現時のTDMは推奨されるか。

### Answer

いずれの場合もTDMを行うことが強く推奨される。　　　　　　　　　　[推奨度A]

[ Explanation ]

目標血中濃度を外れる場合はTDMに基づき用量を調節する。目標血中濃度内にもかかわらず効果不十分の場合は、他の抗てんかん薬への変更もしくは他の抗てんかん薬との併用を考慮する。副作用発現時は、TDMに基づく減量・休薬あるいは他の抗てんかん薬の併用を再考する。

## CQ 8-6　薬物相互作用を考慮したTDMは推奨されるか。

### Answer

グルクロン酸抱合に影響を及ぼす薬剤との併用時にはTDMを行うことが強く推奨される。

[推奨度A]

### [Explanation]

#### 血中濃度を上げる薬剤：UGT1A4を競合する薬剤

バルプロ酸との併用により，ラモトリギンの血中濃度/投与量比は3.1倍に増加する[1]。

#### 血中濃度を下げる薬剤：UGT1A4誘導薬

フェニトインとの併用によりラモトリギンの血中濃度/投与量比は0.56倍に低下する[1]。小児の検討において，フェノバルビタールとの併用によりラモトリギンの血中濃度/投与量比は0.63倍，カルバマゼピンとの併用によりラモトリギンの血中濃度/投与量比は0.66倍に低下する[2]。抗結核薬のリファンピシンとの併用によりラモトリギンのAUCが0.5倍に低下する[3]。抗HIV薬のロピナビル・リトナビル配合剤との併用によりラモトリギンのAUCが0.5倍に低下[4]，アタザナビル・リトナビル配合剤との併用によりラモトリギンのAUCが0.68倍に低下する[5]。

### [参考文献]

1) Yamamoto Y, Inoue Y, Matsuda K, et al. Influence of concomitant antiepileptic drugs on plasma lamotrigine concentration in adult Japanese epilepsy patients. Biol Pharm Bull. 2012; 35: 487-93.
2) Yamamoto Y, Takahashi Y, Imai K, et al. Influence of uridine diphosphate glucuronosyltransferase inducers and inhibitors on the plasma lamotrigine concentration in pediatric patients with refractory epilepsy. Drug Metab Pharmacokinet. 2015; 30: 214-20.
3) Ebert U, Thong NQ, Oertel R, et al. Effects of rifampicin and cimetidine on pharmacokinetics and pharmacodynamics of lamotrigine in healthy subjects. Eur J Clin Pharmacol. 2000; 56: 299-304.
4) van der Lee MJ, Dawood L, ter Hofstede HJ, et al. Lopinavir/ritonavir reduces lamotrigine plasma concentrations in healthy subjects. Clin Pharmacol Ther. 2006; 80: 159-68.
5) Burger DM, Huisman A, Van Ewijk N, et al. The effect of atazanavir and atazanavir/ritonavir on UDP-glucuronosyltransferase using lamotrigine as a phenotypic probe. Clin Pharmacol Ther. 2008; 84: 698-703.

## CQ 8-7　肝機能障害患者では TDM が推奨されるか。

### Answer

通常の TDM を行うことが強く推奨される。　　　　　　　　　　　　　　　　[推奨度 A]

[ Explanation ]

　Child-Pugh 分類 C の肝機能低下患者では，健康成人と比べ消失半減期は腹水なしで約 2 倍，腹水ありで約 4 倍増加したことが報告されている[1]。

[ 参考文献 ]
1) Marcellin P, de Bony F, Garret C, et al. Influence of cirrhosis on lamotrigine pharmacokinetics. Br J Clin Pharmacol. 2001; 51: 410-4.

## CQ 8-8　腎機能障害患者では TDM が推奨されるか。

### Answer

通常の TDM を行うことが強く推奨される。　　　　　　　　　　　　　　　　[推奨度 A]

[ Explanation ]

　健康成人に比して，腎機能低下患者 12 例（クレアチニンクリアランスの平均 13.0 mL/min）の消失半減期が約 1.6 倍に増加したことが報告されている[1]。

[ 参考文献 ]
1) Fillastre JP, Taburet AM, Fialaire A, et al. Pharmacokinetics of lamotrigine in patients with renal impairment: influence of haemodialysis. Drugs Exp Clin Res. 1993; 19: 25-32.

## CQ 8-9　透析患者では TDM が推奨されるか。

### Answer

透析直前に TDM を行うことが強く推奨される。　　　　　　　　　　　　　　[推奨度 A]

[ Explanation ]

　血液透析により投与量の 17％ が除去されたことが報告されている。しかし，血液透析患者では健康成人と比較して，消失半減期が 2.2 倍に増加し，クリアランスが有意に減少することが報告されている[1]。

[参考文献]
1) Fillastre JP, Taburet AM, Fialaire A, et al. Pharmacokinetics of lamotrigine in patients with renal impairment: influence of haemodialysis. Drugs Exp Clin Res. 1993; 19: 25-32.

## CQ 8-10 妊婦では TDM が推奨されるか。

### Answer
TDM を行うことが強く推奨される。　　　　　　　　　　　　　　　　　　　　　　[推奨度 A]

### [ Explanation ]
　胎児へのリスクを増加しないことが北米やデンマークの調査結果で報告され[1,2]，妊婦に対して安全性の高い抗てんかん薬とされているが，ADEC の分類基準では，カテゴリー D（ヒト胎児の奇形や不可逆的な障害の発生頻度を増す，または増すと疑われる，またはその原因と推測される）に分類されている。132 例のメタアナリシスの結果において，妊娠中の TDM に基づいて用量調節を行った場合の発作悪化率は 0.30 であり，臨床症状のみに基づく用量調節の悪化率 0.73 と比較して有意に低かったことが報告されている[3]。

[参考文献]
1) Hernández-Díaz S, Smith CR, Shen A, et al. Comparative safety of antiepileptic drugs during pregnancy. Neurology. 2012; 78: 1692-9.
2) Mølgaard-Nielsen D, Hviid A. Newer-generation antiepileptic drugs and the risk of major birth defects. JAMA. 2011; 305: 1996-2002.
3) Pirie DA, Al Wattar BH, Pirie AM, et al. Effects of monitoring strategies on seizures in pregnant women on lamotrigine: a meta-analysis. Eur J Obstet Gynecol Reprod Biol. 2014; 172: 26-31.

## CQ 8-11 血中濃度値の背景因子として代謝酵素やトランスポーターをコードする遺伝子検査は推奨されるか。

### Answer
代謝酵素の遺伝子多型と血中濃度に関する十分なエビデンスは存在しないため，推奨されない。　　　　　　　　　　　　　　　　　　　　　　　　　　　　　　　　[推奨度 C2]

### [ Explanation ]
　ラモトリギンは主に UGT1A4 で代謝されるが，UGT2B7 も一部代謝に関与している。UGT1A4-142TT を保有する患者は，142TG または 142GG を保有する患者より高い血中ラモトリギン濃度を示す[1]。UGT2B7-161CT または 161TT を保有する患者のラモトリギンのクリアランスは，UGT2B7-161CC を保有する患者より 18% 低いことが報告されている[2]。しかし，これらの遺伝子検査の有用性について十分なデータは得られていない。

［参考文献］
1) Chang Y, Yang LY, Zhang MC, et al. Correlation of the UGT1A4 gene polymorphism with serum concentration and therapeutic efficacy of lamotrigine in Han Chinese of Northern China. Eur J Clin Pharmacol. 2014; 70: 941-6.
2) Singkham N, Towanabut S, Lertkachatarn S, et al. Influence of the UGT2B7 -161C＞T polymorphism on the population pharmacokinetics of lamotrigine in Thai patients. Eur J Clin Pharmacol. 2013; 69: 1285-91.

# 9. ガバペンチン (GBP)

## CQ 9-1 定常状態でのトラフ濃度の TDM は推奨されるか。

**Answer**

科学的根拠が明確ではないため，TDM は推奨されない。　　　　　[推奨度 C2]

[ Explanation ]
　TDM の有用性に関する科学的根拠は現時点では明確ではない。

## CQ 9-2 推奨される目標血中濃度はどれくらいか。

**Answer**

目安は定常状態のトラフ濃度として 12〜20 μg/mL。部分発作に対しては 2 μg/mL 以上。
[推奨度 C1]

[ Explanation ]
　治療域の目安は 12〜20 μg/mL とされており[1]，部分発作に対しては 2 μg/mL 以上との報告がある[2]。しかしながら作用部位である脳内へのガバペンチンの移行にはシステム L-アミノ酸トランスポーターを介するため，血漿中濃度に対する脊髄液中濃度の比が一定でない（定常状態で 0.056〜0.34）という報告もある[3]。

[ 参考文献 ]

1) Neels HM, Sierens AC, Naelaerts K, et al. Therapeutic drug monitoring of old and newer antiepileptic drugs. Clin Chem Lab Med. 2004; 42: 1228-55.
2) Sivenius J, Kälviäinen R, Ylinen A, et al. Double-blind study of gabapentin in the treatment of partial seizures. Epilepsia. 1991; 32: 539-42.
3) Ben-Menachem E, Söderfelt B, Hamberger A, et al. Seizure frequency and CSF parameters in a double-blind placebo controlled trial of gabapentin in patients with intractable complex partial seizures. Epilepsy Res. 1995; 21: 231-6.

## CQ 9-3　推奨される測定法は何か。

**Answer**

HPLC 法や GC 法による測定法が確立されている。　　　　　　　　　　　　　　　　[推奨度 A]

[ Explanation ]

体外診断用医薬品として承認されている免疫学的測定キットはない。

## CQ 9-4　代謝物の TDM は推奨されるか。

**Answer**

代謝されない。　　　　　　　　　　　　　　　　　　　　　　　　　　　　　　　　[推奨度 D]

[ Explanation ]

肝臓で代謝されず，未変化体のまま尿中に排泄される。

## CQ 9-5　効果不十分もしくは副作用発現時の TDM は推奨されるか。

**Answer**

いずれの場合も投与量変更を行った際には，TDM を考慮する。　　　　　　　　　　　[推奨度 C1]

[ Explanation ]

システム L-アミノ酸トランスポーターにより消化管から吸収されるため吸収に飽和がみられ，線形薬物動態を示さない。吸収率の個人差が大きいことから，期待する効果が得られない患者での増量前後の TDM により，増量に伴う血中濃度上昇の程度を把握することができる。また高濃度由来の副作用が疑われる患者での減量前後の TDM は，減量に伴う血中濃度低下の効果を把握することができる。

## CQ 9-6　薬物相互作用を考慮した TDM は推奨されるか。

**Answer**

モルヒネとの併用開始および中止時には，TDM を考慮する。　　　　　　　　　　　　[推奨度 C1]

[ Explanation ]

モルヒネとの併用時にガバペンチンの血中濃度が増加する（$C_{max}$：24％，AUC：

44％）ことが報告されている[1]。また水酸化アルミニウムや水酸化マグネシウムなどの制酸剤との併用によりガバペンチンの血中濃度が低下する（$C_{max}$：17％，AUC：20％）ため，ガバペンチンを2時間以上前に投与する。

[参考文献]
1) Eckhardt K, Ammon S, Hofmann U, et al. Gabapentin enhances the analgesic effect of morphine in healthy volunteers. Anesth Analg. 2000; 91: 185-91.

## CQ 9-7 肝機能障害患者では TDM が推奨されるか。

**Answer**

肝臓では代謝されないため，肝機能低下が TDM 実施の理由とはならない。 [推奨度 C2]

[Explanation]

ガバペンチンは肝臓で代謝されない。またアルブミンをはじめとする血漿タンパクともほとんど結合しないため，肝機能低下時の低アルブミン状態による遊離形濃度の増加を懸念する必要もない。

## CQ 9-8 腎機能障害患者では TDM が推奨されるか。

**Answer**

クレアチニンクリアランスが 60 mL/min 未満の患者への減量投与時には，TDM を行うことが推奨される。 [推奨度 B]

[Explanation]

ガバペンチンは大部分が未変化体として尿中に排泄されることから，腎機能低下患者ではクリアランスが低下して血中濃度が増加する。したがって，患者のクレアチニンクリアランス値に基づき添付文書の記載に準じて減量したうえで，減量の妥当性評価すなわち血中濃度が異常高値でないことを TDM により確認することは有用である。

## CQ 9-9 透析患者では TDM が推奨されるか。

**Answer**

透析直前に TDM を行うことが推奨される。 [推奨度 B]

[Explanation]

ガバペンチンは血液透析によって除去され，インタビューフォームには透析患者11

例におけるガバペンチン 400 mg 単回投与時の透析クリアランスが 142 mL/min であったことが記載されている。したがって血液透析患者で TDM を実施する場合は，透析直前の血中濃度をトラフ値として評価を行う。なお透析患者では透析終了後にガバペンチンを追加投与する必要がある。

## CQ 9-10　妊婦では TDM は推奨されるか。

### Answer
TDM は推奨されない。　　　　　　　　　　　　　　　　　　　　　　　　　[推奨度 D]

[ Explanation ]

　妊娠中は循環血液量や脂肪組織の増加および胎児，胎盤，羊水などによる分布容積の増大，腎クリアランスの増加などに伴い，一般に血中薬物濃度は妊娠前に比べて低下するが，てんかん発作が発現しない限りガバペンチンの胎児移行を考慮して，TDM に基づく増量は行わない。

　妊娠中にガバペンチンを 900～3,200 mg/day 服用していた 6 例の妊婦において，分娩時の母体血漿中濃度に対する臍帯血中濃度の比は 1.3～2.1 と高く，これは胎盤中に存在するシステム L-アミノ酸トランスポーターによるものと考察されている[1]。

　ガバペンチンは胎盤を通過することから，ADEC による妊婦投与カテゴリー分類は B1（妊婦および妊娠可能年齢の女性への使用経験はまだ限られているが，この薬による奇形やヒト胎児への直接・間接的有害作用の発生頻度増加は観察されていない）とされており，患者の利益と危険性を考慮したうえで使用される。

[ 参考文献 ]
1) Ohman I, Vitols S, Tomson T. Pharmacokinetics of gabapentin during delivery, in the neonatal period, and lactation: does a fetal accumulation occur during pregnancy? Epilepsia. 2005; 46: 1621-4.

## CQ 9-11　血中濃度値の背景因子として代謝酵素やトランスポーターをコードする遺伝子検査は推奨されるか。

### Answer
現時点で薬物動態関連遺伝子の多型に関する報告はないため，推奨されない。[推奨度 D]

[ Explanation ]

　ガバペンチンは代謝を受けない。また消化管吸収，脳内移行，胎盤移行に関与しているシステム L-アミノ酸トランスポーターに遺伝子多型の報告はない。

## 10. レベチラセタム（LEV）

### CQ10-1 定常状態でのトラフ濃度の TDM は推奨されるか。

**Answer**
一部の患者において TDM を行うことが推奨される。　　　　　　　　　　　　[推奨度 C1]

[ Explanation ]

　レベチラセタムの消失半減期は6～8時間とされているため[1]，2日後には定常状態に到達する。通常はトラフ濃度を測定するが，有効性の指標としてピーク濃度の方が適切との報告もある[2]。良好な治療効果に加えて副作用が少ないために，ルーチンでのTDM は必要ないとされている[3]。効果・副作用と血中濃度との関連を知りたい時など，必要に応じて TDM を行う。

[ 参考文献 ]
1) Strolin Benedetti M, Whomsley R, Nicolas JM, et al. Pharmacokinetics and metabolism of $^{14}$C-levetiracetam, a new antiepileptic agent, in healthy volunteers. Eur J Clin Pharmacol. 2003; 59: 621-30.
2) Iwasaki T, Toki T, Nonoda Y, et al. The efficacy of levetiracetam for focal seizures and its blood levels in children. Brain Dev. 2015; 37: 773-9.
3) Johannessen SI, Battino D, Berry DJ, et al. Therapeutic drug monitoring of the newer antiepileptic drugs. Ther Drug Monit. 2003; 25: 347-63.

### CQ10-2 推奨される目標血中濃度はどれくらいか。

**Answer**
12～46 μg/mL。　　　　　　　　　　　　[推奨度 C1]

[ Explanation ]

　臨床用量を投与中の患者におけるレベチラセタムのトラフ濃度は 12～46 μg/mL（ILAE ガイドライン）[1]あるいは 6～20 μg/mL[2]と報告されている。トラフ濃度として，20～40 μg/mL を推奨する報告[3]や，ピーク値として 20～30 μg/mL を推奨する報告もある[4]。

[参考文献]

1) Patsalos PN, Berry DJ, Bourgeois BF, et al. Antiepileptic drugs—best practice guidelines for therapeutic drug monitoring: a position paper by the subcommission on therapeutic drug monitoring, ILAE Commission on Therapeutic Strategies. Epilepsia. 2008; 49: 1239-76.
2) Johannessen SI, Battino D, Berry DJ, et al. Therapeutic drug monitoring of the newer antiepileptic drugs. Ther Drug Monit. 2003; 25: 347-63.
3) Stepanova D, Beran RG. Measurement of levetiracetam drug levels to assist with seizure control and monitoring of drug interactions with other anti-epileptic medications (AEMs). Seizure. 2014; 23: 371-6.
4) Iwasaki T, Toki T, Nonoda Y, et al. The efficacy of levetiracetam for focal seizures and its blood levels in children. Brain Dev. 2015; 37: 773-9.

## CQ 10-3　推奨される測定法は何か。

**Answer**

HPLC法（LC-MS/MS法）による測定法が確立されている。　　　　　　　　　　　[推奨度A]

[Explanation]

体外診断用医薬品として承認されている免疫学的測定キットはない。

## CQ 10-4　代謝物のTDMは推奨されるか。

**Answer**

主代謝物は活性を有さないため、TDMは推奨されない。　　　　　　　　　　　[推奨度D]

[Explanation]

主要な代謝経路はアセトアミド基の酵素的加水分解であり、これにより生成される主代謝物のucbL057（カルボキシル体）は活性を示さない[1]。

[参考文献]

1) Klitgaard H, Matagne A, Gobert J, et al. Evidence for a unique profile of levetiracetam in rodent models of seizures and epilepsy. Eur J Pharmacol. 1998; 353: 191-206.

## CQ 10-5 効果不十分もしくは副作用発現時の TDM は推奨されるか。

**Answer**

いずれの場合も TDM を行うことが推奨される。　　　　　　　　　　　　　　　　[推奨度 B]

[ Explanation ]

　メタアナリシスにおいて，鼻咽頭炎，傾眠，めまい，神経過敏性，無力感や疲労感がレベチラセタムの使用と有意に相関していたが，それら副作用に用量依存性は認められなかった[1]。しかし，感情悪化や興奮，うつ症状を呈した患者において血中濃度が高値であったという報告や，気分障害の既往のある患者において感情悪化の発生率が有意に高かったという報告がある[2]。

[ 参考文献 ]

1) Verrotti A, Prezioso G, Di Sabatino F, et al. The adverse event profile of levetiracetam: A meta-analysis on children and adults. Seizure. 2015; 31: 49-55.
2) Kang BS, Moon HJ, Kim YS, et al. The long-term efficacy and safety of levetiracetam in a tertiary epilepsy centre. Epileptic Disord. 2013; 15: 302-10.

## CQ 10-6 薬物相互作用を考慮した TDM は推奨されるか。

**Answer**

代謝酵素を誘導する抗てんかん薬との併用時には，必要に応じて TDM を考慮する。
　　　　　　　　　　　　　　　　　　　　　　　　　　　　　　　　　　　　[推奨度 C1]

[ Explanation ]

　レベチラセタムは CYP で代謝されないが，薬物代謝酵素を誘導する薬剤との併用によってクリアランスが上昇するという報告が多数ある。酵素誘導作用を有する抗てんかん薬（カルバマゼピン，フェニトイン，フェノバルビタール）併用群では，それ以外の抗てんかん薬併用群と比べて，体重補正したレベチラセタムの経口クリアランスが 1.3 倍程度高値を示すものの[1-3]，その影響は小さいことから臨床的意義は低いと考えられる。また，レベチラセタムのトラフ濃度はバルプロ酸併用時に 16％上昇するという報告がある[4]。

[ 参考文献 ]

1) Freitas-Lima P, Alexandre V Jr, Pereira LR, et al. Influence of enzyme inducing antiepileptic drugs on the pharmacokinetics of levetiracetam in patients with epilepsy. Epilepsy Res. 2011; 94:

117-20.
2) Dahlin MG, Wide K, Ohman I. Age and comedications influence levetiracetam pharmacokinetics in children. Pediatr Neurol. 2010; 43: 231-5.
3) Contin M, Albani F, Riva R, et al. Levetiracetam therapeutic monitoring in patients with epilepsy: effect of concomitant antiepileptic drugs. Ther Drug Monit. 2004; 26: 375-9.
4) May TW, Rambeck B, Jürgens U. Serum concentrations of levetiracetam in epileptic patients: the influence of dose and co-medication. Ther Drug Monit. 2003; 25: 690-9.

## CQ10-7　肝機能障害患者ではTDMが推奨されるか。

### Answer

重度肝機能低下患者（Child-Pugh分類C）では慎重に投与し，TDMを行うことが推奨される。　　　　　　　　　　　　　　　　　　　　　　　　　　　　　　　　[推奨度B]

[Explanation]

　軽度および中等度（Child-Pugh分類AおよびB）の肝機能低下患者では，肝機能正常群と比較してレベチラセタムの全身クリアランスに変化はなかった[1]。しかし，重度（Child-Pugh分類C）の肝機能低下患者では全身クリアランスが57％まで低下した[1]。このクリアランスの低下は重度肝機能低下患者で認められた腎機能低下によるものであるため，重度肝機能低下患者ではより低用量から開始し，必要時にはTDMを行うことが望ましい。

[参考文献]
1) Brockmöller J, Thomsen T, Wittstock M, et al. Pharmacokinetics of levetiracetam in patients with moderate to severe liver cirrhosis (Child-Pugh classes A, B, and C): characterization by dynamic liver function tests. Clin Pharmacol Ther. 2005; 77: 529-41.

## CQ10-8　腎機能障害患者ではTDMが推奨されるか。

### Answer

投与量および投与間隔を調節したうえでTDMを行うことが推奨される。　　　[推奨度B]

[Explanation]

　レベチラセタムは未変化体として約66％が腎臓から排泄される。日本人での見かけの全身クリアランスは，腎機能正常者と比べて軽度，中等度，重度腎機能低下患者で，それぞれ39％，53％，61％低下することが報告されている[1]。この結果は，先行する欧州の報告[2,3]とほぼ同程度で，腎機能低下に応じた減量が必要である。したがって，添付文書にはクレアチニンクリアランス値に基づく用量調節基準が記載されている。なお本用量調節により，レベチラセタムのトラフや2時間値はほぼ同濃度に保たれることが

TDMデータを用いた母集団薬物動態解析によって示されている[4]。

[ 参考文献 ]
1) Yamamoto J, Toublanc N, Kumagai Y, et al. Levetiracetam pharmacokinetics in Japanese subjects with renal impairment. Clin Drug Investig. 2014; 34: 819-28.
2) French J. Use of levetiracetam in special populations. Epilepsia. 2001; 42 (Suppl 4) : 40-3.
3) Patsalos PN. Pharmacokinetic profile of levetiracetam: toward ideal characteristics. Pharmacol Ther. 2000; 85: 77-85.
4) Ito S, Yano I, Hashi S, et al. Population pharmacokinetic modeling of levetiracetam in pediatric and adult patients with epilepsy by using routinely monitored data. Ther Drug Monit. 2016; 38: 371-8.

## CQ10-9 透析患者では TDM が推奨されるか。

**Answer**
透析直前に TDM を行うことが推奨される。　　　　　　　　　　　　　　　　　　[推奨度 B]

[ Explanation ]
　レベチラセタムはタンパク結合率が低いため，血液透析で除去されやすい。5例の血液透析を受けている無尿の末期腎不全患者におけるレベチラセタムのクリアランスは健康成人の約30％であり，消失半減期は透析施行中は3.1時間，非施行時は25時間程度であった[1]。また，4時間の血液透析後に血中濃度が約50％低下することが報告されている[2]。したがって添付文書には用量調節指針が記載されており，また，透析患者における1日投与量は腎機能正常時の30％とし，血液透析後に維持量の30～50％を追加することが推奨されている[1]。現時点では250～500 mg が追加投与量の目安とされているが，血液透析膜の進歩により以前に比べてレベチラセタムの除去率が高くなっているとの報告もあり[3]，TDM を行って慎重に投与する。

　腹膜透析の患者において，消失半減期は18.4時間で，単回投与後の血中濃度と透析液中濃度の経時変化はほぼ一致するという症例報告[4]や，持続的静脈血液濾過を行っている症例で，正常の腎機能患者と同様の薬物動態を示したという報告があるが[5]，これらの特殊な透析法に関して情報は不足しているため，TDM を行いながら用量調節を行うことが望ましい。

[ 参考文献 ]
1) Patsalos PN. Pharmacokinetic profile of levetiracetam: toward ideal characteristics. Pharmacol Ther. 2000; 85: 77-85.
2) French J. Use of levetiracetam in special populations. Epilepsia. 2001; 42 (Suppl 4) : 40-3.
3) Yamamoto J, Toublanc N, Kumagai Y, et al. Levetiracetam pharmacokinetics in Japanese subjects with renal impairment. Clin Drug Investig. 2014; 34: 819-28.
4) Bahte SK, Hiss M, Lichtinghagen R, et al. A missed opportunity - consequences of unknown

levetiracetam pharmacokinetics in a peritoneal dialysis patient. BMC Nephrol. 2014; 15: 49.
5) Nei SD, Wittwer ED, Kashani KB, et al. Levetiracetam pharmacokinetics in a patient receiving continuous venovenous hemofiltration and venoarterial extracorporeal membrane oxygenation. Pharmacotherapy. 2015; 35: e127-30.

## CQ 10-10　妊婦では TDM が推奨されるか。

### Answer

妊娠中にクリアランスが経時的に変化し，出産後急速に非妊娠時のクリアランスに戻るため，TDM を行うことが推奨される。　　　　　　　　　　　　　　　　[推奨度 B]

### [Explanation]

　妊娠中に腎血流量の増加に起因するクリアランスの増大が生じ，血中濃度が 40～60％に低下するとの報告がある[1-3]。妊娠初期から血中濃度の低下が生じるが，特に出産直前の妊娠第 3 三半期において妊娠前の約 50％まで低下し，出産後は急速に妊娠前の値に戻る[3]。また，変化は個人差が大きいため，妊娠中のみならず出産後も TDM が重要である。

　臍帯中濃度／母体血中濃度比の平均は 1.0～1.2 程度であるとの報告があり[1,4,5]，レベチラセタムは血液胎盤関門を通過し，胎児へ移行する。システマティックレビューの結果，先天異常発生率は単剤療法において 2.2％であり[6]，一般集団と比べて差はないことが示されている。一方，多剤併用療法では先天異常発生率は 6.3％と高いことが報告されている[6]。ADEC 基準の胎児危険度分類において，B3 に分類されている。

### [参考文献]

1) López-Fraile IP, Cid AO, Juste AO, et al. Levetiracetam plasma level monitoring during pregnancy, delivery, and postpartum: clinical and outcome implications. Epilepsy Behav. 2009; 15: 372-5.
2) Longo B, Forinash AB, Murphy JA. Levetiracetam use in pregnancy. Ann Pharmacother. 2009; 43: 1692-5.
3) Westin AA, Reimers A, Helde G, et al. Serum concentration/dose ratio of levetiracetam before, during and after pregnancy. Seizure. 2008; 17: 192-8.
4) Tomson T, Palm R, Källén K, et al. Pharmacokinetics of levetiracetam during pregnancy, delivery, in the neonatal period, and lactation. Epilepsia. 2007; 48: 1111-6.
5) Johannessen SI, Helde G, Brodtkorb E. Levetiracetam concentrations in serum and in breast milk at birth and during lactation. Epilepsia. 2005; 46: 775-7.
6) Chaudhry SA, Jong G, Koren G. The fetal safety of Levetiracetam: a systematic review. Reprod Toxicol. 2014; 46: 40-5.

## CQ 10-11 血中濃度値の背景因子として代謝酵素やトランスポーターをコードする遺伝子検査は推奨されるか。

**Answer**
現時点で薬物動態関連遺伝子の多型と血中濃度に関する報告はないため，推奨されない。

[推奨度 D]

[ Explanation ]

腎排泄にトランスポーターが関与するとの報告はなく，代謝酵素の遺伝子多型も知られていない。

III. Clinical Questions

# 11. トピラマート（TPM）

## CQ 11-1　定常状態でのトラフ濃度の TDM は推奨されるか。

**Answer**

一部の患者において TDM を行うことが推奨される。　　　　　　　　　　　　［推奨度 C1］

[ Explanation ]

　トピラマートは臨床用量において線形性薬物動態を示し[1]，成人における消失半減期は 19～23 時間であるため，5 日で定常状態に到達する。10 歳未満の小児ではクリアランスが大きく，体重あたり同用量（mg/kg）を投与した時の小児の血清中濃度は成人に比べて約 30％低い[2]。

　トピラマートの血中濃度と有効性および副作用発現の間には相関が認められているが，治療効果の得られる濃度範囲内でも副作用が発現することもある。効果・副作用と血中濃度との関連を知りたい時など，必要に応じて TDM を行う。

[ 参考文献 ]

1) Johannessen SI, Battino D, Berry DJ, et al. Therapeutic drug monitoring of the newer antiepileptic drugs. Ther Drug Monit. 2003; 25: 347-63.
2) Perucca E, Bialer M. The clinical pharmacokinetics of the newer antiepileptic drugs. Focus on topiramate, zonisamide and tiagabine. Clin Pharmacokinet 1996; 31: 29-46.

## CQ 11-2　推奨される目標血中濃度はどれくらいか。

**Answer**

目安は 5～20 μg/mL。　　　　　　　　　　　　　　　　　　　　　　　　　［推奨度 B］

[ Explanation ]

　61 例の患者で実施されたトピラマートの用量漸増試験において，定常状態のトラフ濃度値 5～25 μg/mL で良好な発作制御が認められた。一方で 20 μg/mL を超えると副作用の発現頻度が有意に増加し，25 μg/mL を超えると脳障害の徴候が顕著となった[1]。一方で 5 μg/mL 以下でも有効との報告もある[2]。

[ 参考文献 ]
1) Johannessen SI, Battino D, Berry DJ, et al. Therapeutic drug monitoring of the newer antiepileptic drugs. Ther Drug Monit. 2003; 25: 347-63.
2) Patsalos PN, Berry DJ, Bourgeois BF, et al. Antiepileptic drugs — best practice guidelines for therapeutic drug monitoring: a position paper by the subcommission on therapeutic drug monitoring, ILAE Commission on Therapeutic Strategies. Epilepsia. 2008; 49: 1239-76.

## CQ11-3 推奨される測定法は何か。

**Answer**
免疫学的測定法と HPLC 法(LC-MS/MS 法)が用いられている。　　　　　[推奨度 A]

[ Explanation ]
　免疫学的測定法はLA法であり(表7),フェニトイン,ベラパミル,クロラゼプ酸,フロセミド,ヒドロクロロチアジドなどとの交差反応性があるため,これらとの併用時には注意する。

表7　トピラマートの免疫学的測定キット

| 測定法 | 販売名 | 製造販売元 | LLOQ ($\mu$g/mL) |
|---|---|---|---|
| LA | ナノピア®TDM　トピラマート | 積水メディカル | 1.5 |

## CQ11-4 代謝物のTDMは推奨されるか。

**Answer**
活性代謝物は血漿中に検出されないため,TDMは推奨されない。　　　　[推奨度 D]

[ Explanation ]
　ヒトCYP発現系ミクロソームを用いた検討により,代謝される程度は小さかったが,トピラマートのヒト代謝に関与するCYP分子種はCYP3A4であると推定されている。血漿中では大部分が未変化体として存在し,弱い活性を有する水酸化体は尿中と糞中において検出されるが血漿中からは検出されず,代謝物が抗痙攣作用に寄与している可能性は低いと考えられている[1]。

[ 参考文献 ]
1) Bourgeois BF. Pharmacokinetics and metabolism of topiramate. Drugs Today (Barc). 1999; 35: 43-8.

## CQ11-5 効果不十分もしくは副作用発現時の TDM は推奨されるか。

### Answer
いずれの場合も TDM を行うことが推奨される。　　　　　　　　　　　　　　　　[推奨度 B]

[ Explanation ]
　効果不十分の場合は TDM を実施する。副作用発現時においては定常状態のトラフ濃度が目標血中濃度範囲内の低濃度（10 μg/mL 以下）になるように減量を行って，副作用症状の軽減もしくは消失を評価する[1]。

[ 参考文献 ]
1) Patsalos PN, Berry DJ, Bourgeois BF, et al. Antiepileptic drugs — best practice guidelines for therapeutic drug monitoring: a position paper by the subcommission on therapeutic drug monitoring, ILAE Commission on Therapeutic Strategies. Epilepsia. 2008; 49: 1239-76.

## CQ11-6 薬物相互作用を考慮した TDM は推奨されるか。

### Answer
CYP3A4 誘導薬およびヒドロクロロチアジドとの併用時には TDM を行うことが推奨される。　　　　　　　　　　　　　　　　　　　　　　　　　　　　　　　　　[推奨度 B]

[ Explanation ]
　CYP3A4 誘導薬との併用によりトピラマートのクリアランスは増加する[1,2]。トピラマートは他の抗てんかん薬との併用投与が基本であり，併用時のクリアランス（CL/F）の上昇率を表 8 に示す。ヒドロクロロチアジドとの併用時にはトピラマートの腎排泄が低下して血中濃度が上昇する。

[ 参考文献 ]
1) Britzi M, Perucca E, Soback S, et al. Pharmacokinetic and metabolic investigation of topiramate disposition in healthy subjects in the absence and in the presence of enzyme induction by carbamazepine. Epilepsia. 2005; 46: 378-84.
2) Yamamoto Y, Takahashi Y, Imai K, et al. Effect of CYP inducers/inhibitors on topiramate concentration: clinical value of therapeutic drug monitoring. Ther Drug Monit. 2017; 39: 55-61.

## 表 8 トピラマートの CL/F に及ぼす併用薬の影響（母集団解析）

| PHT | CBZ | PRM | PB | CLB | ベンゾジアゼピン系[a] | CL/F (L/h)[b] | CL/F の上昇度（倍）[c] |
|---|---|---|---|---|---|---|---|
| ○ | | | | | | 3.09 | 2.51 |
| ○ | ○ | | | | | 3.18 | 2.58 |
| ○ | | ○ | | | | 3.88 | 2.81 |
| ○ | | | ○ | | | 3.07 | 2.50 |
| ○ | ○ | | | | ○ | 2.85 | 2.32 |
| | ○ | | | | | 2.40 | 1.95 |
| | ○ | | | | ○ | 2.26 | 1.83 |
| | ○ | | ○ | | | 3.14 | 2.55 |
| | | | | ○ | | 2.41 | 1.96 |
| | ○ | | | ○ | | 2.84 | 2.31 |
| ○ | | | | ○ | | 2.39 | 1.94 |
| | | | | | | 1.23[d] | |

PHT：フェニトイン，CBZ：カルバマゼピン，PRM：プリミドン，PB：フェノバルビタール，CLB：クロバザム，○：服用あり

[a] ベンゾジアゼピン系：エスタゾラム，フルニトラゼパム，塩酸リルマザホン，オキサゾラム，クロキサゾラム，ジアゼパム，フルジアゼパム，ブロマゼパム，ロフラゼプ酸エチル，ロラゼパム，クロラゼプ酸ニカリウム，フルトプラゼパムおよびロルメタゼパム
[b] CL/F は反復経口投与試験における健康成人の体重および年齢の平均値（65 kg，25 歳）を用いて算出
[c] 各併用群の CL/F を単独投与時の CL/F で除することにより算出
[d] トピラマート単独投与時の CL/F は，健康成人の反復経口投与試験より得られた CL/F を使用

〔トピナ® インタビューフォーム（2018 年 5 月改訂）．p46-7 より引用改変〕

## CQ 11-7 肝機能障害患者では TDM が推奨されるか。

### Answer

通常の TDM を行うことが推奨される。　　　　　　　　　　　　　　　　　　[推奨度 B]

### [Explanation]

中等度から重度（Child-Pugh スコア 5〜9）の肝機能低下患者では，健康成人と比較して AUC は 29％増加し，CL/F は 26％低下した[1]。

### [参考文献]

1) Manitpisitkul P, Curtin CR, Shalayda K, et al. Pharmacokinetics of topiramate in patients with renal impairment, end-stage renal disease undergoing hemodialysis, or hepatic impairment. Epilepsy Res. 2014; 108: 891-901.

## CQ11-8 腎機能障害患者では TDM が推奨されるか。

### Answer
通常の TDM を行うことが推奨される。 [推奨度 B]

[ Explanation ]

中等度の腎機能低下患者（クレアチニンクリアランス 30〜69 mL/min/1.73 m$^2$）および重度の腎機能低下患者（クレアチニンクリアランス＜30 mL/min/1.73 m$^2$）にトピラマート 100 mg を単回投与した時の CL/F は，健康成人（クレアチニンクリアランス≧70 mL/min/1.73 m$^2$）と比べてそれぞれ，42％，54％低下した[1]。

[ 参考文献 ]
1) Manitpisitkul P, Curtin CR, Shalayda K, et al. Pharmacokinetics of topiramate in patients with renal impairment, end-stage renal disease undergoing hemodialysis, or hepatic impairment. Epilepsy Res. 2014; 108: 891-901.

## CQ11-9 透析患者では TDM が推奨されるか。

### Answer
透析直前に TDM を行うことが推奨される。 [推奨度 B]

[ Explanation ]

トピラマートは血液透析によって除去されることから，透析直前の血中濃度をトラフとみなす。透析時のクリアランスは非透析時の CL/F の約 12 倍（123.5 mL/min vs. 10.8 mL/min）であり，3 時間の透析により血漿中トピラマート濃度が約 50％低下したことが報告されている[1]。したがって，透析実施日には補充投与を考慮することが添付文書に記載されている。

[ 参考文献 ]
1) Manitpisitkul P, Curtin CR, Shalayda K, et al. Pharmacokinetics of topiramate in patients with renal impairment, end-stage renal disease undergoing hemodialysis, or hepatic impairment. Epilepsy Res. 2014; 108: 891-901.

## CQ 11-10 妊婦では TDM が推奨されるか。

**Answer**
TDM を行うことが推奨される。　　　　　　　　　　　　　　　　　　　　　　[推奨度 B]

[ Explanation ]

　トピラマート服用中の妊婦において第 2・第 3 三半期では，トピラマートのクリアランスが 30％程度上昇することが報告されており，血中濃度低下に伴う発作発現に注意するとともに，TDM を実施することが提案されている[1]。

　ADEC は 2012 年にトピラマートのカテゴリーを B3 から D（ヒト胎児の奇形や不可逆的な障害の頻度を増す，または，増すことが疑われる，またはその原因と推測される薬）へ変更した[2]。

[ 参考文献 ]
1) Ohman I, Sabers A, de Flon P, et al. Pharmacokinetics of topiramate during pregnancy. Epilepsy Res. 2009; 87: 124-9.
2) Australian Government. Medicines Safety Update: Change in the pregnancy category for topiramate. Australian Prescriber. 2012; 3: 66.

## CQ 11-11 血中濃度値の背景因子として代謝酵素やトランスポーターをコードする遺伝子検査は推奨されるか。

**Answer**
現時点で薬物動態関連遺伝子の多型と血中濃度に関する報告はないため，推奨されない。
　　　　　　　　　　　　　　　　　　　　　　　　　　　　　　　　　　　　[推奨度 D]

[ Explanation ]

　主代謝酵素である CYP3A4 をはじめトピラマートの薬物動態関連遺伝子の多型に関する報告はない。

# 索　引

## 序　論

### か行
抗てんかん薬　2

### さ行
推奨度　2

### は行
フェニトイン　3
フェノバルビタール　3

### 欧文・数字
CYP　4
TDM　2

## Exective Summary

### か行
カルバマゼピン　12
ガバペンチン　24
クロナゼパム　20
クロバザム　18

### さ行
ゾニサミド　16

### た行
トピラマート　28

### は行
バルプロ酸　14
フェニトイン　8
フェノバルビタール　10

### ら行
ラモトリギン　22
レベチラセタム　26

## Clinical Questions

### フェニトイン

#### あ行
遺伝子検査　38

#### か行
肝機能障害　35
交差反応性　33
効果不十分　34

#### さ行
腎機能障害　36
測定法　33

#### た行
代謝物　34
トラフ濃度　32
透析　37

#### な行
妊婦　37

#### は行
フェニトイン　32
副作用　34
腹膜透析　37

#### ま行
目標血中濃度　32

#### や行
薬物相互作用　35

#### 欧文・数字
CYP2C9　38
5-(*p*-hydroxyphenyl)-5-phenylhydantoin(*p*-HPPH)　34

### フェノバルビタール

#### あ行
遺伝子検査　47

#### か行
肝機能障害　45
効果不十分　44

#### さ行
腎機能障害　45
測定法　42

#### た行
代謝物　43
トラフ濃度　40
透析　46

#### な行
妊婦　47

#### は行
フェノバルビタール　40
副作用　44
腹膜透析　46

#### ま行
目標血中濃度　40

#### や行
薬物相互作用　44

#### 欧文・数字
CYP2C9　47
*p*-ヒドロキシフェノバルビタール　43

### カルバマゼピン

#### あ行
遺伝子検査　55

索　引

## か行
カルバマゼピン　49
カルバマゼピン-10, 11-エポキシド　50
肝機能障害　53
交差反応性　50
効果不十分　52

## さ行
自己誘導　49
腎機能障害　53
測定法　50

## た行
代謝物　50
トラフ濃度　49
透析　54

## な行
妊婦　54

## は行
フェノバルビタール　52
副作用　52

## ま行
目標血中濃度　49

## や行
薬物相互作用　52

## 欧文・数字
ABCB1　55
CYP3A4　52
CYP3A5　55

## バルプロ酸

### あ行
遺伝子検査　63

### か行
カルバマゼピン　60
肝機能障害　61
効果不十分　60

### さ行
腎機能障害　61
測定法　58

### た行
代謝物　59
トラフ濃度　57
透析　62

### な行
妊婦　62

### は行
バルプロ酸　57
フェニトイン　60
フェノバルビタール　60
プリミドン　60
副作用　60

### ま行
目標血中濃度　57

### や行
薬物相互作用　60

### 欧文・数字
CYP2C9　63
UGT1A3　63
UGT2B7　63

## ゾニサミド

### あ行
遺伝子検査　71

### か行
カルバマゼピン　68
肝機能障害　69
効果不十分　67

### さ行
腎機能障害　69
ゾニサミド　65
測定法　66

### た行
代謝物　67
トラフ濃度　65
透析　70

### な行
妊婦　70

### は行
フェニトイン　68
フェノバルビタール　68
副作用　67

### ま行
目標血中濃度　65

### や行
薬物相互作用　68

### 欧文・数字
CYP2C19　71
CYP3A4　68, 71
CYP3A5　71
N-アセチルゾニサミド　67
2-スルファモイルアセチルフェノール　67

## クロバザム

### あ行
遺伝子検査　78

### か行
カルバマゼピン　75
肝機能障害　76
クロバザム　72
効果不十分　74

### さ行
腎機能障害　76
測定法　73

### た行
代謝物　73
トラフ濃度　72
透析　77

### な行
妊婦　77

### は行
バルプロ酸　75
フェニトイン　75
フェノバルビタール　75
副作用　74

### ま行
目標血中濃度　72

### や行
薬物相互作用　75

### 欧文・数字
CYP2C19　75, 78
CYP3A4　75
N-デスメチルクロバザム（N-CLB）　72, 73

## クロナゼパム

### あ行
遺伝子検査　84

### か行
カルバマゼピン　82
肝機能障害　82
クロナゼパム　80
効果不十分　81

### さ行
腎機能障害　83
測定法　81

### た行
代謝物　81
トラフ濃度　80
透析　83

### な行
妊婦　83

### は行
フェニトイン　82
フェノバルビタール　82
プリミドン　82
副作用　81

### ま行
目標血中濃度　80

### や行
薬物相互作用　82

### 欧文・数字
3-水酸化クロナゼパム　81
7-アミノクロナゼパム　81

## ラモトリギン

### あ行
遺伝子検査　89

### か行
カルバマゼピン　87
肝機能障害　88
効果不十分　86

### さ行
腎機能障害　88
測定法　86

### た行
代謝物　86
トラフ濃度　85
透析　88

### な行
妊婦　89

### は行
バルプロ酸　87
フェニトイン　87
フェノバルビタール　87
副作用　86

### ま行
目標血中濃度　85

### や行
薬物相互作用　87

### ら行
ラモトリギン　85

## ガバペンチン

### あ行
遺伝子検査　94

### か行
ガバペンチン　91
肝機能障害　93
効果不十分　92

### さ行
システムL-アミノ酸トランスポーター　94
腎機能障害　93
測定法　92

### た行
トラフ濃度　91
透析　93

### な行
妊婦　94

### は行
副作用　92

### ま行
目標血中濃度　91

### や行
薬物相互作用　92

## レベチラセタム

### あ行
遺伝子検査　101

### か行
カルバマゼピン　97
肝機能障害　98
効果不十分　97

### さ行
腎機能障害　98
測定法　96

### た行
代謝物　96
トラフ濃度　95
透析　99

### な行
妊婦　100

### は行
バルプロ酸　97

フェニトイン　97
フェノバルビタール　97
副作用　97
腹膜透析　99

### ま行
目標血中濃度　95

### や行
薬物相互作用　97

### ら行
レベチラセタム　95

## トピラマート

### あ行
遺伝子検査　107

### か行
肝機能障害　105
効果不十分　104

### さ行
腎機能障害　106
測定法　103

### た行
代謝物　103
トピラマート　102
トラフ濃度　102
透析　106

### な行
妊婦　107

### は行
副作用　104

### ま行
目標血中濃度　102

### や行
薬物相互作用　104

## 抗てんかん薬 TDM 標準化ガイドライン 2018

定価（本体 2,800 円＋税）

2018 年 11 月 30 日　第 1 版（2018 年版）第 1 刷発行

編　者　一般社団法人　日本 TDM 学会

発行者　福村　直樹
発行所　金原出版株式会社
　　　　〒113-0034　東京都文京区湯島 2-31-14
　　　　電話　編集 (03) 3811-7162
　　　　　　　営業 (03) 3811-7184
　　　　FAX　　　(03) 3813-0288
　　　　振替口座　00120-4-151494
　　　　http://www.kanehara-shuppan.co.jp/

ISBN 978-4-307-47048-3

Ⓒ 日本 TDM 学会, 2018

検印省略

Printed in Japan

印刷・製本／真興社

<出版者著作権管理機構　委託出版物>

本書の無断複製は著作権法上での例外を除き禁じられています。複製される場合は，そのつど事前に，出版者著作権管理機構（電話 03-5244-5088，FAX 03-5244-5089，e-mail：info@jcopy.or.jp）の許諾を得てください。

小社は捺印または貼付紙をもって定価を変更致しません。
乱丁，落丁のものはお買上げ書店または小社にてお取り替え致します。

2018・10

免疫抑制薬TDMの手法を標準化したガイドラインを4年ぶりに改訂！

# 免疫抑制薬TDM標準化ガイドライン 2018
## [臓器移植編]

一般社団法人 日本TDM学会
一般社団法人 日本移植学会 編

臓器移植時に使用される免疫抑制薬のタクロリムス、シクロスポリン、ミコフェノール酸、エベロリムスは、微量で強力な薬理効果を発揮する反面、有効治療域が狭い。そのため、薬物動態と効果・副作用のモニタリングを行うTDMにより、患者個別の薬物投与計画を立てることが必須となる。4年ぶりの改訂となる第2版では、初版で収載した腎移植と肝移植に加え、新たに心移植、肺移植、膵移植の領域を収載してアップデートした。

## 主な内容（抜粋）

### I. 序論

### II. Executive Summary
1. カルシニューリン阻害薬
   A. 腎移植  B. 肝移植  C. 心移植  D. 肺移植
2. ミコフェノール酸
3. エベロリムス（心移植, 腎移植, 肝移植）

### III. Clinical Questions
TDMの適応/PKパラメータ/TDMの方法（採血ポイントなど）/
目標血中濃度/投与設計/特定の背景を有する患者など/
薬物相互作用/測定法/遺伝子多型/医療材料の影響/その他

- CQ1-1 測定試料は何を用いるか
- CQ1-7 目標血中濃度はどれくらいか
- CQ1-13 腎機能障害患者・透析患者へはどう対応すればよいか
- CQ1-21 注射製剤を投与する場合、ポンプの選択に注意点はあるか
- CQ1-29 どんな材質の点滴チューブを使用すべきか

- CQ2-17 低アルブミン血症の患者において注意すべき点は何があるか
- CQ2-22 血中濃度の上昇を引き起こす併用薬にはどのようなものがあるか
- CQ2-32 遺伝子多型の診断は必要か

- CQ3-11 小児、高齢者、妊婦・授乳婦、血液透析患者へはどう対応すればよいか
- CQ3-18 エベロリムスとタクロリムスの併用は推奨されるか

**読者対象** TDMに携わる薬剤師・臨床検査技師、TDMをオーダーする医師

◆B5判 136頁  ◆定価（本体2,800円+税）  ISBN978-4-307-47047-6

**金原出版**  〒113-0034 東京都文京区湯島2-31-14  TEL03-3813-7184（営業部直通） FAX03-3813-0288
本の詳細、ご注文等はこちらから ▶ www.kanehara-shuppan.co.jp